擺脫廢柴人生的

大腦伸展術

人生がラクになる
脳の練習

讓節能化的大腦活躍運作，
人生就會更輕鬆！

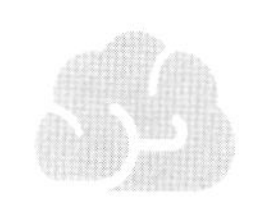

加藤俊德——著
張智淵——譯

新序

讓節能化的大腦活躍地運作

二〇二〇年後，我們的生活型態有了大幅改變。

因新冠疫情蔓延，人們被迫限制行動將近三年，這件事除了改變我們的日常生活，其實也對大腦的運作造成了重大影響。

- **大腦因自肅生活[1]而學會節能化，運作受到限制而大幅劣化。**
- **想重拾健康大腦，必須刻意採取能活化其運作的行動。**

首先，希望讀者能確實理解上述兩點。

雖然依工作種類不同，不過如今，以遠距為主，一週進公司一、兩次的上班型態已不再稀奇，開會和討論都透過連線隔著畫面進行，也變得理所當然。新冠疫情之後，不再和同事、朋友聚餐，即使自肅生活結束，也比以前更懶得與其他人見面。抱持這種想法的人，想必也不少。

不進公司、不去旅行，也不外食，長久下來，活動身體的機會和與人交談的次數都大大減少，也缺乏造訪陌生地點或店家的刺激。**這種行動限制，大幅度地抑制了大腦的運作，尤其是在視覺和運動方面。**

此外，線上對話也會對大腦造成影響。在實體會議中，能透過現場的氣

1 二〇二〇年四月七日，日本政府依《新型流行性感冒等對策特別措置法》第一次發布「緊急事態宣言」，要求特定都道府縣人民進行「自肅」（自我克制），避免非必要的外出。

氛、對方的細微動作和表情而感受到某些東西，但是線上對話削除了這種機會。結果，**大腦中能感受到別人情緒的運作也變弱了。**

以我所提倡的「大腦分區」而言，可說是運動類、視覺類、傳達類、感情類大腦分區[2]，皆受到了負面影響。

還有一種事物，也在新冠疫情中，對大腦造成了強烈的負面影響——那就是口罩。

疫情剛開始蔓延時，歐美國家就有許多人反對強制佩戴口罩。但是日本人為了保護自己免於感染，也避免傳染病毒給別人，理所當然地接受了戴口罩這件事。如今在歐美，大多數人都已不戴口罩了，但在日本，不少人外出時依然戴著口罩。

持續戴著口罩，會使大腦受到什麼樣的影響？容我簡單地說明其中機制。

人靠著呼吸氧氣而活。戴口罩會阻礙我們攝取氧氣，使得納入體內的氧氣量減少。而隨著氧氣攝取量減少，大腦會無意識地限制人體行動。也就是說，即使沒有實際被限制，但**只要戴著口罩，人就會變得很難行動，這就是大腦的機制。由於氧氣攝取量減少，大腦會節能化，只採取必要的動作**。拿下口罩會鬆一口氣，也是重要訊息，意謂氧氣攝取量增加，使得大腦的運作提升了。

這是否意味，只要拿下口罩，大腦的運作就會恢復到新冠疫情前的狀態？遺憾的是，並非如此。因為在新冠疫情期間，節能化變成了大腦習慣的運作方式。如果不刻意讓大腦重新活躍起來，就無法恢復到以前的運作水準。

新冠疫情不僅攻擊我們的身體，也嚴重侵蝕了大腦，而且，幾乎無人能夠

---

2 關於大腦分區，將在序章說明。

發覺這一點。我身為專攻大腦領域的醫師，擔憂這種情勢，確信現在是最需要「大腦練習」的時代。**有助於紓緩大腦僵硬的「大腦伸展」非常重要。**

本書是將二〇一六年出版的《イヤな自分を1日で変える脳ストレッチ（暫譯：一天內改變討厭的自己的大腦伸展）》（KADOKAWA出版）改編為文庫版之作。進行文庫版時，為了有助於讓節能化的大腦活躍運作，對內容作了大幅增修，也調整了書籍結構。

本書彙整了使用大腦的訣竅，希望協助讀者克服諸事不順的煩惱，輕鬆過人生。請務必參考本書的「大腦練習」，拾回你的健康大腦。

腦神經內科醫師、「大腦學校」代表人

加藤俊德

序言

留在大腦的「煩惱」記憶

「煩惱源源不絕。明知如果煩惱消失，人生就會變得更加輕鬆的。」

你是否也曾經如此想過呢？

工作上的煩惱、家庭裡的煩惱、學校中的煩惱、健康的煩惱、容貌的煩惱……世上充滿數不清的煩惱。想必有許多人一邊對此感到不耐，一邊過著每天的生活。

我經營「大腦學校」這家以進行大腦研究和診斷為主要業務的公司，藉由MRI影像分析每個人的大腦，提供促使其成長的諮詢。透過這份工作，我有機會聽到從年輕至年老，各式各樣的人吐露心聲，總是切身感覺到人們會因許多事情而心存煩惱。

連如此說著的我，也從年輕時開始，就因各種煩惱而備受折磨。舉例來說，高中時期發生的某件事，對我而言非常刻骨銘心，如今想起，依然會感覺身體被緊緊束縛。

那是令我想忘也忘不了的高一秋天。上學時，我在鞋櫃區遇見同學，向對方道了早安。但是，那位同學只是瞥了我一眼，就把我當作空氣，逕自進入教室。雖然只是這麼一點小事，當時的我卻深受打擊，內心十分受傷。後來，我陷入「說不定被人討厭了」的負面思考，從此之後，一直悶悶不樂、煩惱不已。

事到如今，我已能將它視為多愁善感的青春期場景而一笑置之，也能換個方式解讀，知道或許那位同學沒有惡意，只是因為早上在趕時間，沒有注意到我，而我自己過度反應而已，但當時真的為此煩惱、痛苦了好一陣子。**十幾歲的我，無法擁有彈性且多樣的「選項」**。

在那之後，經過了四十多年的歲月，當時的煩惱已成為過去。儘管如此，我卻發現那段記憶並沒有完全從我的大腦中消失，因而感到相當驚訝。

幾年前舉辦高中同學會時，我在席間看見了當年沒有回我「早安」的同學。那一瞬間，三十多年前那個早晨鞋櫃區的景象鮮明地復甦了。此時，我重新認知到，**煩惱會在人的大腦中留下強烈的記憶**。旁人看來，或許覺得只是芝麻綠豆大的小事，但本人卻會因而感到困擾，不斷鑽牛角尖——這就是大腦的習性。

那麼，「煩惱」對我們而言是否有害呢？

關於這個問題，我的答案是「否」。

確實，心存煩惱很痛苦。可是有時，它也會成為一個契機，給予我們能為往後人生加分的機會——因為人一旦心存煩惱，就會為了從中解放，思考各種對策。此時，**大腦會為了克服眼前的狀況，活躍地運作，拚命試圖成長。**

也就是說，「煩惱是成長的機會」。

以自己的力量思考解決方法，實踐原本認為「做不到」而為此困擾的事，一旦「做得到」之後，我們便會倘佯在無法言喻的滿足感之中。例如原本因人際關係而憂慮的人，在妥善應對、一口氣消除苦惱的根源之後，心情就會變得輕鬆，並能抱持積極向前的態度。

在克服煩惱的瞬間，我們會獲得新的希望及活下去的力量。之所以能夠沉浸在積極的想法中，也是因為先有了「煩惱」這種負面要素。

話雖如此，有一件事也希望大家能注意。

那就是，不能被「煩惱」完全吞噬。

若在某個階段被煩惱徹底壓制，喪失想要消除它的心情，大腦就會放棄思考擺脫的方法。如此一來，煩惱就會一味加深，永遠無法被解決。我們必須避免陷入這種情況。

本書將介紹煩惱時該如何妥善使用大腦，消除心事。閱讀過程中，各位將漸漸明白「煩惱是由自己的大腦所打造的」。也就是說，**「只要改變使用方法，就能蛻變為不會煩惱的大腦，活得更輕鬆」**。

話雖如此，也有遲遲無法消除煩惱，或幾乎被其吞噬的可能性。書中也會詳細提及陷入這種狀況時，能夠實踐的方法，敬請各位參考。我想，這必定會產生效果，成為你的救命稻草。

跨越一個煩惱之後，人絕對會成長。接著，又會面對下一個煩惱。屆時，只要再度跨越即可。

請別忘記，克服煩惱之後，有大腦的成長和生存的喜悅在前方等著你。反覆這個循環，就能讓大腦永遠保持在健康的狀態。

「即使有煩惱，也不用煩惱」。乍看之下，這句話似乎前後矛盾，但這就是對待大腦製造的煩惱的正確想法。

我們的大腦潛藏著驚人的能力。到目前為止，我曾為一萬多人進行大腦診斷和治療，並由此確信，**大腦即使到了一百歲，也具有成長的能量**。

我們沒道理不使用具備這種神奇力量的大腦。請徹底善用它，克服煩惱，讓人生變得輕鬆吧。

目次

第1章——透過「大腦練習」，改變討厭的自己

第2章——為何我總是……提不起幹勁

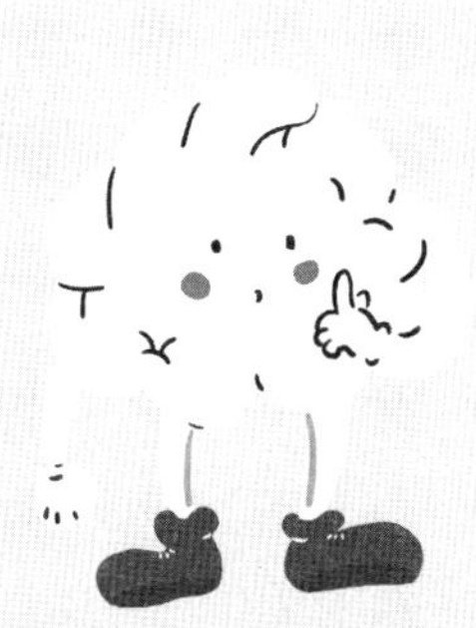

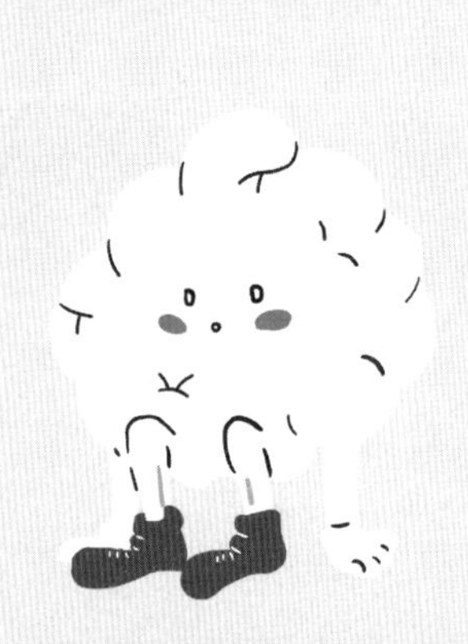

第3章——為何我總是……什麼都做不到

第4章——為何我總是……習慣煩惱

第5章——為何我總是……無法順利表達

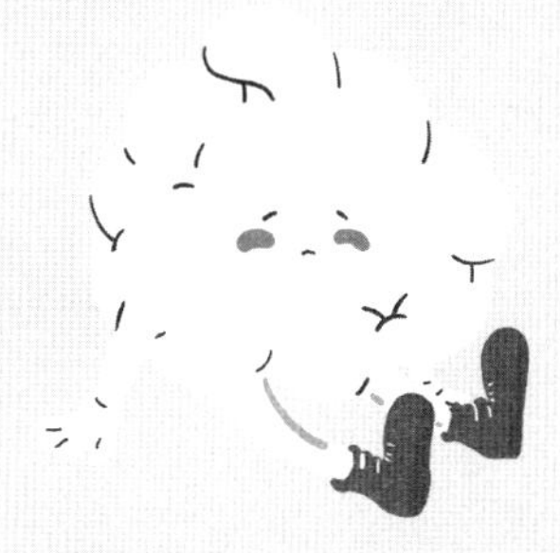

第6章——為何我總是……優柔寡斷

第7章——為何我總是……心浮氣躁

第8章——為何我總是……恐懼社交

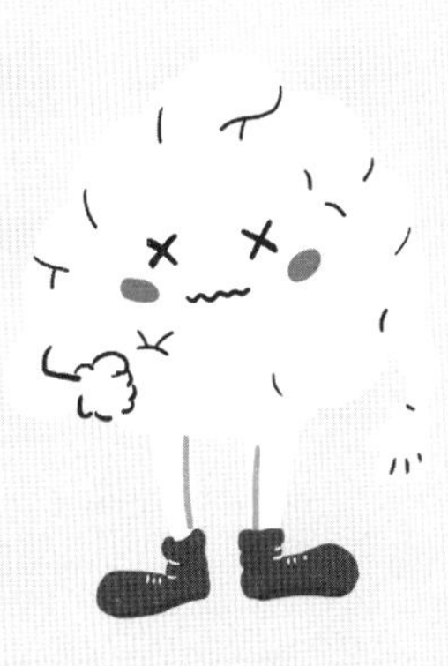

第9章——為何我總是……忘東忘西

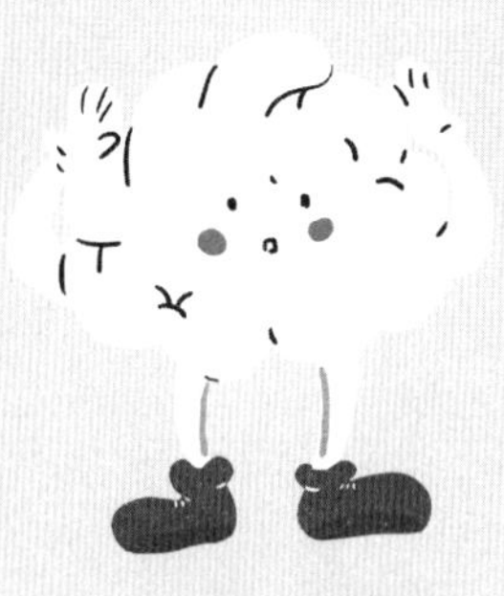

第10章　解決疫情後的大腦劣化

終章——擁有許多「選項」，能讓大腦持續成長

序章

透過「大腦分區」，更認識自己

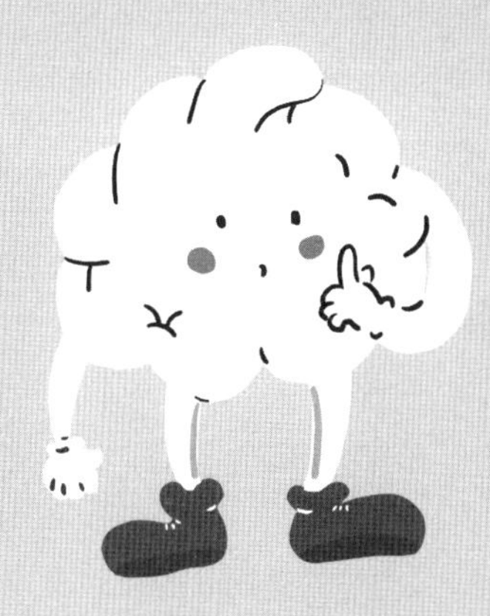

「大腦分區」是按照功能畫分的「大腦地圖」

本書將隨處可見「大腦分區」一詞。這是我提倡的概念，簡單來說，就是按照功能畫分的「大腦地圖」。

人的大腦分成左腦和右腦。進一步細分，左右腦各有約六十個、即共約有一百二十個大腦分區。這些大腦分區各自負責不同的功能，大致能分類成「思考類、感情類、傳達類、理解類、運動類、聽覺類、視覺類、記憶類」八種系統。

請一邊回顧自己平日的行動，思考哪個大腦分區較常運作，一邊往下閱讀。

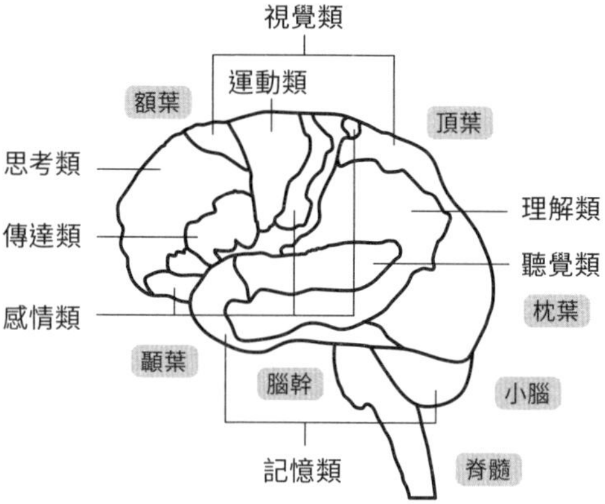

1「思考類」大腦分區——思考時運作

思考類大腦分區是「大腦的指揮塔」。它位於左腦及右腦的額葉部分，在我們思考時發揮功能。

左腦側，是為了使用語言說出具體且正確的答案；右腦側，則是用於產生莫名的幹勁及強烈的動機。

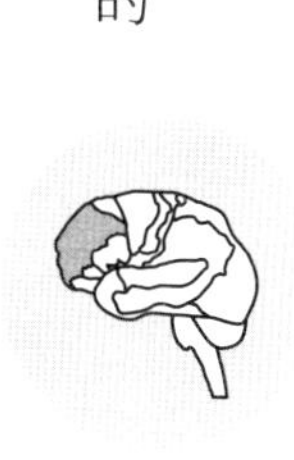

此分區發達的人充滿幹勁，樂於挑戰新事物，擅長準確判斷情勢。此外，他們能俐落做出決策、不因感到麻煩而拖延行動，對凡事皆抱持興趣。

思考類大腦分區和理解類、記憶類、聽覺類、視覺類、感情類等掌管五感和情緒的大腦分區密不可分。**若此分區處於健康的狀態，整個大腦的運作就會變得活躍。**

2 「感情類」大腦分區——表現情緒時運作

感情類大腦分區和喜怒哀樂等情緒有關。它位處左右顳葉中海馬迴旁邊的扁桃體（亦稱杏仁核），除此之外，額葉及頂葉的部分區域也與其有關聯。

左腦側和主觀感情有關，例如「喜歡（討厭）〇〇」，負責能用言語表達的情緒；右腦側則用來感受「原來他是這種心情」，發揮掌握他人表情和現場氣氛的作用。

此分區發達的人擅長同理別人，對他人的包容性較高。應該也有許多人表情豐富，能夠妥善表達情緒。

感情類大腦分區給予其他分區重大的影響，尤其和記憶類、思考類大腦分區息息相關，**其最大特徵是老化速度遲緩，並會在一生中持續成長。**觀察MRI影像時會發現，即使活到一百歲，它也會持續發育。

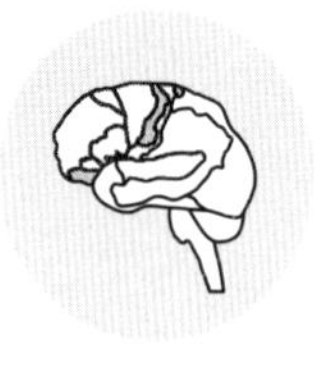

3 「傳達類」大腦分區——溝通時運作

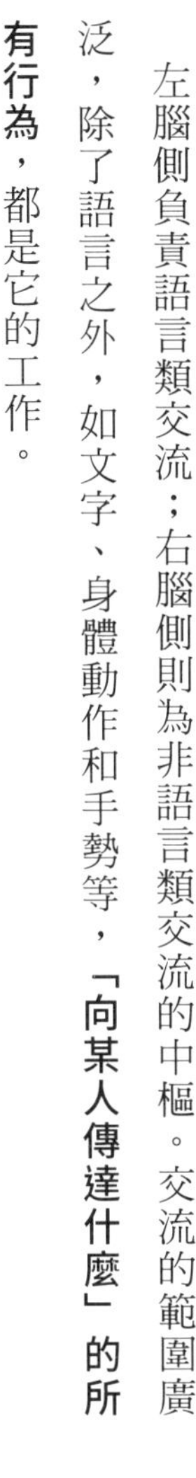

傳達類大腦分區在交流、溝通時運作。它位於兩邊太陽穴的內側，屬大腦額葉部分。

左腦側負責語言類交流；右腦側則為非語言類交流的中樞。交流的範圍廣泛，除了語言之外，如文字、身體動作和手勢等，**「向某人傳達什麼」的所有行為**，都是它的工作。

此分區發達的人喜歡與人交談，不以在人前提案或演講等為苦。因為擅長妥適傳達自己的心情，所以亦**善於建立人際關係**。

傳達類大腦分區和聽覺類、理解類大腦分區有深刻的關聯。其亦和視覺類大腦分區有關，會在從表情讀出對方是否能聽懂自己的話時，活躍地運作。

④「理解類」大腦分區——理解、彙整資訊時運作

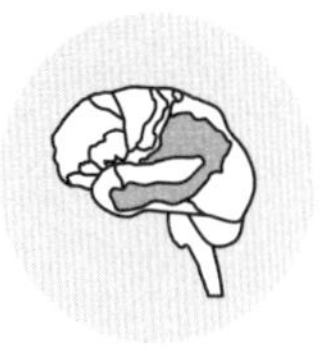

透過眼睛或耳朵理解、彙整接收到的資訊，並為了使其發揮作用而運作的，即是理解類大腦分區。它跨越左右側的顳葉和頂葉，包圍位於顳葉的聽覺類大腦分區，廣泛地存在著。

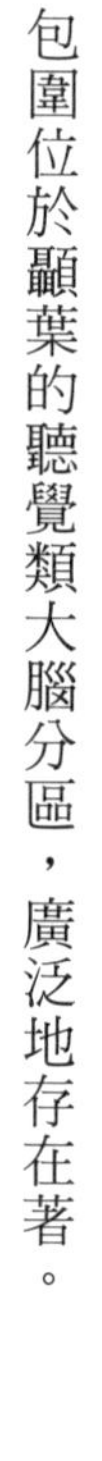

左腦側負責處理文字和話語等語言資訊；右腦側則負責處理圖形和影像等非語言資訊。

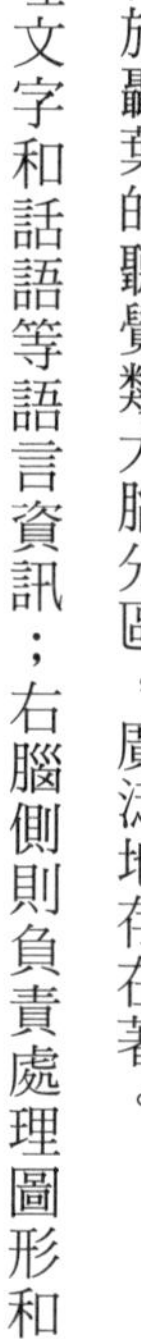

不限於直接理解話語，於閱讀故事、推測角色之間的關係，或者在對話中揣測對方的意思時，它也會活躍地運作。

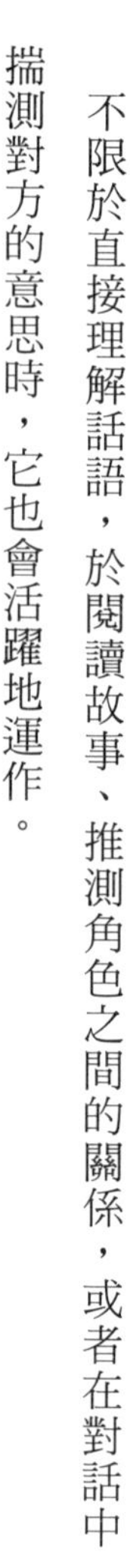

此大腦分區發達的人**擅長看地圖，能以他人容易理解的方式說話或撰寫文章**。此外，他們的專注力卓越，應該**常被人說「你居然能發現這種事」**。

5 「運動類」大腦分區——活動身體時運作

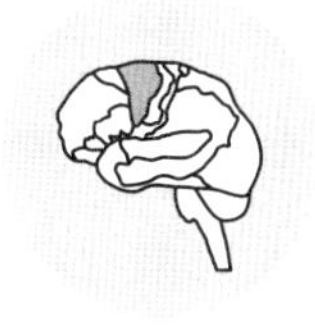

運動類大腦分區是和全身的肌肉運動相關聯的區域。額葉的正上方至左右側有帶狀的初級運動皮層，此處即為運動類大腦分區的中心（小腦和大腦基底核亦參與其運作）。

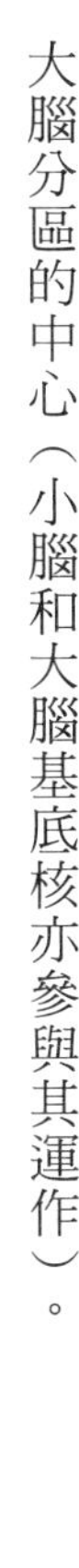

此分區發達的人的特徵是能夠**迅速動作、左右開弓、即使長時間工作也不會疲憊、步伐輕盈、手腳俐落、口齒清晰**（動口也是運動之一）等。

在所有的大腦分區中，運動類最早開始成長。一般大腦分區的成長過程，是先從運動類和感情類大腦分區的一部分開始發育，其次是視覺類及聽覺類，最後輪到記憶類、理解類、思考類大腦分區陸續發展。

除運動之外，在彈鋼琴等活動中，此大腦分區也會運作。此時會同時使用複數大腦分區，像是看琴譜（視覺類）、碰觸琴鍵（運動類），以耳朵確認彈出的聲音（聽覺類）等。

6「聽覺類」大腦分區──讓耳朵聽到的事物累積於大腦時運作

聽覺類大腦分區位於左右耳內側，能讓耳朵聽見的事物累積於大腦中。

左腦側主要用於理解語言類的聲音；右腦側則用於注意非語言類的聲音及環境音等。舉例來說，播放某首歌時，我們是以右腦側追蹤旋律，左腦側理解歌詞。

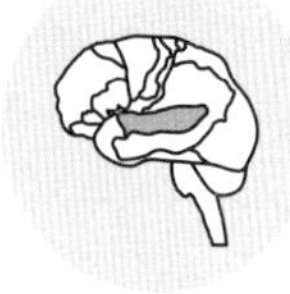

此分區發達的人**愛聽廣播，連微小的聲音也能聽見**。此外，**擅長朗讀和說話**的人，也是因此分區發展良好。正因有傾聽的能力，所以說話的能力也會提升。

聽覺類大腦分區和理解類及記憶類大腦分區連動，將聽見的事物加工並累積於大腦中。耳朵和眼睛不同，沒有「眼皮」，所以從早到晚都暴露在環境音中。然而，疲勞或困倦時，「想聽」的動機會減弱，因此，聽覺類大腦分區和其他大腦分區便無法妥善合作。這就是為何在半夢半醒的狀態下回應的話語，隔天會忘得一乾二淨的原因。

7 **「視覺類」大腦分區**——讓眼睛看到的事物累積於大腦時運作

視覺類大腦分區位於枕葉及額葉，能讓眼睛看到的事物累積於大腦中。

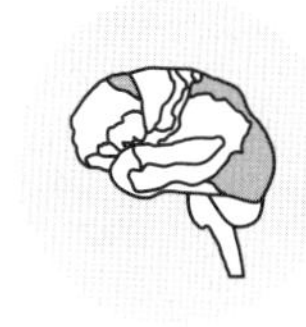

左腦側用於理解語言、閱讀文字；右腦側則用於觀看非語言類的事物，像是影像和畫面等。視覺類大腦分區的特色是分成**「觀看」**、**「掌握動作」**、**「鑑別」**三項功能。「鑑別」除了區分事物的差異之外，還包括判斷價值好壞，而這需要一定程度的人生經驗累積。

此分區發達的人**能夠流暢閱讀書籍和報紙，擅長「找錯」，在人群中走路時能不撞到人**。此外，懂得**「看臉色」、「察言觀色」**，也是因此分區發達。

使用ＭＲＩ觀察此大腦分區，會發現約有七成的人在左腦側的發展較為顯著，這些人被稱為「語言型人」，多數是所謂「會讀書的人」。

8「記憶類」大腦分區——累積、記憶或回想資訊時運作

左右腦的顳葉內側中，有和形成、累積記憶密切相關的「海馬迴」，在累積、記住或回想資訊時發揮功能的記憶類大腦分區，便位於海馬迴和其周圍。

左腦側主要負責語言類的記憶；右腦側則負責影像等非語言的記憶。

此分區發達的人，特徵是**不易忘記聽過的資訊、清楚記得從前的事、不太會忘東忘西、能夠遵守約定的時間**等。此外，那些被稱為「阿宅」的人也可說是此分區發達，他們透過蒐集自己熱愛領域的記憶，不斷增加知識。

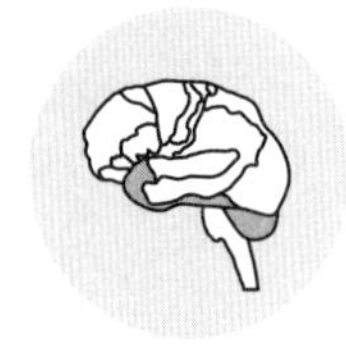

記憶分為透過學習產生的**「知識記憶」**，以及透過人生經驗產生的**「情節（事件）記憶」**。前者和思考類大腦分區息息相關；後者則和感情類大腦分區密不可分。此外，如將來的夢想這種**「未來記憶」**，也會刺激記憶類大腦分區。你或許會感到意外，但是**勾勒未來，確實有助於記憶力的強化**。

大腦的特徵①：大腦有「個性」

透過八個大腦分區的說明，你是否較理解大腦的功能了呢？應該也有人已經清楚自己的哪個大腦分區是強大的了。

接著，容我說明大腦的三個重要特徵。明明所有人的大腦形狀都相同，但是思考方式卻因人而異。這是因為成長環境和用腦方式有差別的關係，更重要的是，大腦有「個性」。

大腦分區由「皮質」和「白質」構成。皮質由神經細胞所組成，白質則由神經纖維所組成。每當神經細胞和神經纖維成長，白質會變粗，皮質的表面積則會擴大。我將其比擬為樹木，稱之為**「大腦的樹形」**。

在成長過程中，大腦分區會獲得許多資訊，讓樹枝發育、不斷伸展，進而和其他大腦分區連結。**其成長的順序和形狀（樹形的粗細）因人而異，這就成為了大腦的「個性」**。

大腦的特徵②：大腦分區會聯合運作

在八個大腦分區中，感情類、理解類、聽覺類、視覺類、記憶類屬於從外部接收資訊的「輸入型」；思考類、感情類、傳達類、運動類則屬於將接收的資訊加工之後表現出來的「輸出型」（感情類兩者皆是）。

如前所述，多數情況下，大腦分區並非單獨運作。寫文章時，我們會使用視覺類、理解類、記憶類大腦分區，像是閱讀文字，檢查內容有無錯誤、用句是否優美、意思是否通達等。在高爾夫球場觀察草紋時，視覺類和理解類的大腦分區則會同時發揮作用。**大腦的功能透過多個分區聯手合作才得以成立，若能巧妙善用其中機制，就可以鍛鍊大腦。**

大腦的特徵3：人會有休眠中的大腦分區

觀察MRI影像，會發現嬰兒大腦的「樹形」不發達，有許多休眠中的大腦分區。相對地，成人大腦的分區彼此連結，腦內網絡高度發展。然而，成人大腦中，當然也有許多不成熟的部分。

休眠中的大腦分區，會有許多不成熟的神經細胞，我將其稱為「潛在能力細胞」。之所以使用「潛在能力」一詞，是因為它隱藏著進化的可能性。**若**

是給予其成長所需的資訊，就能使用至今為止沒有發揮過的能力。

為了做到這一點，了解各個大腦分區發揮哪種作用，自己哪些大腦分區正在成長、哪些正在休眠，以及休眠部分的鍛鍊方法，是非常重要的。

右腦和左腦①：感覺的右腦、語言的左腦

序章最後，我想說明許多人都感興趣的左右腦。

最近在日常對話中，愈來愈多人會提到左右腦的特徵。請將「感覺的右腦」、「語言的左腦」視為兩者差異的關鍵字。

右腦可視為「環境腦」，為了吸收周遭的資訊，活躍地發揮功能；左腦則被稱為「語言腦」，人透過它的作用來組合詞彙，並以自己的用語傳達有意義的資訊。

左右腦分別扮演重要的角色，若其中一方過度發展，就會導致不平衡。如果實際觀察有自閉傾向的人，會發現他們的右腦並沒有確實地運作。

右腦和左腦②：「會讀書的人」左腦發達

童年是環境腦（右腦）的發育時期。**若是父母熱衷教育，從小只讓孩子讀書，就有可能使右腦成長不充分，語言腦（左腦）過度發育。**

左腦一味發展，從外部環境接收資訊的能力就不會成長。這對提升讀書成績有幫助，因為能不受周遭影響，專心於自己的事。感知他人存在的探測器不作動，也就不會為朋友的邀約而動搖。

實際上，就讀超級菁英學校的人，左腦大多非常發達。然而，問題會發生在他們出社會之後。

右腦和左腦③：重要的平衡

左腦發達在求學時期很有利，但是開始工作之後，狀況就會完全翻轉。

現代社會中，勢必要與他人互動，才能順利完成工作。在此階段，必須從讀書腦（左腦）轉換成社會腦（右腦），但是能夠立刻做到這一點的人並不多。就職之後，如果依然死守讀書腦的話，與他人的交談就會變少，無法發展出社會化的能力。當事人往往會對這樣的狀況感到苦惱，甚至早早辭職。

想在社會中順利生活，右腦和左腦都扮演著重要的角色。必須留意讓它們平衡地成長，而不是僅偏向其中一方。請務必從本書中，學習能做到這一點的方法。

第1章

透過「大腦練習」，改變討厭的自己

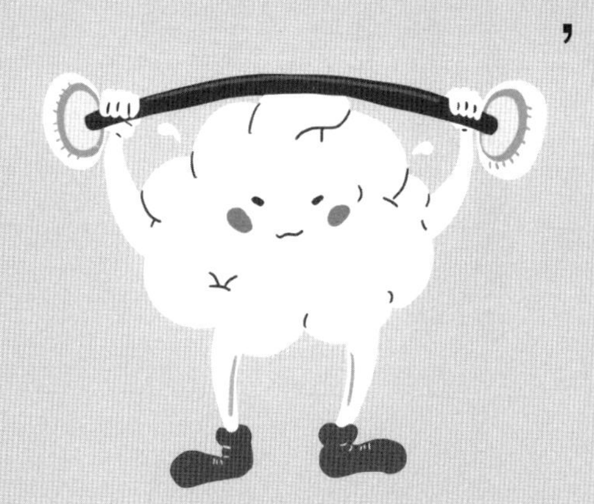

改變廢柴重考生的「大腦練習」

首先想介紹我自己是如何透過讓原本沒有使用的大腦部分運作，改變思考，進而體驗到寶貴變化的故事。

第二次於醫學系考試落榜時，機緣巧合之下，我決心進行瀑布修行。

那是距今四十多年前，十九歲的春天。其中契機，是我的阿姨某天突然提起：「你最好去被瀑布擊打一下。」意想不到的提案令我吃驚，詢問理由後，阿姨回答：「我是聽值得信任的人說的。」

當下我只感到匪夷所思。雖然一開始沒有認真對待，但實在對瀑布修行會給予大腦什麼效果太感興趣，且因為之前也思考過「必須做出不同以往的改變」，於是便下定決心想「好！那就試試看」。

從故鄉新潟來到阿姨和姨丈居住的東京，已經第二年了。確定二度重考的我，再也沒有退路。本來阿姨和姨丈讓我住在姨丈持有的一間位於兩國的套房裡，然而，這件事根本是失算。

因為兩國當地的風氣[1]，經常能在路上看到力士的身影，不知不覺間，我開始一心思考相撲的事，而無法專注於讀書。如今回想起來，也覺得當時的我真是個「廢柴重考生」。於是，我決定離開兩國，搬到一樣位於東京都內的神田神保町。位於二手書店街正中央的一點五坪公寓雅房，就是我的新居（如今已變成停車場）。

搬到神保町的理由相當簡單。當時的我，希望克服不擅長的科目——國語和英語。於是，我認為在神保町過著被書店包圍的生活，能獲得「孟母三遷」的效果，從中吸收某些事物，提升國語和英語的成績。

---

1 兩國為日本相撲文化的中心據點，有許多訓練用道場、相撲博物館，也是國技館的所在地。

挑戰突然的「瀑布修行」

搬到神保町之後不久，阿姨便提起了瀑布修行的事。即使起初無法理解，最後仍決意進行瀑布修行，還有一個原因。

我的新潟老家附近有「修驗者」[2]生活著，於是我從小就受大自然相關的信仰薰陶。另外，故鄉也有一座被稱為「越後國一宮」的彌彥神社，可說是信仰虔誠之地。基於這種成長背景，雖然一開始多少有點抗拒瀑布修行，但最後還是想著可以姑且一試。

而且我生性服從長輩，國中三年級之前，為了練習田徑，認真鍛鍊了全身的所有肌肉，甚至拜託祖父用老家小屋屋頂的材料，替我特製一支鐵棒，發明了獨特的訓練法。我對鍛鍊如此講究，骨子裡自然也對修行抱持憧憬，擅自認為瀑布修行是一種「大腦練習」，而想挑戰看看。

決定之後，再來只剩付諸執行。多方調查之下，我選擇了位於東京八王子市的高尾山中，名為「蛇瀑」的水行道場。我每天在此被瀑布沖打，持續了約四十天。這個行動，讓後來的我產生了重大的變化。

從陰暗狹隘的世界獲得解放

到國中為止，我曾經每天努力刻苦地練習田徑直到天黑。但是上了高中後，因為下定決心要考上醫學院，我完全放棄了體育，日復一日地過著閉門苦讀的日子。

---

2 修驗道（しゅげんどう），也稱作修驗宗（しゅげんしゅう），是日本傳統山岳信仰，受到佛教等影響後，所成立的宗教。修驗道的實踐者，即稱為「修驗者」（しゅげんじゃ）或「山伏」（やまぶし）。

重考第一年，家母曾對著渾身散發「負能量」，整天封閉在自己世界的我說：「這五年來，我從沒看過你的笑容。」但是，因緣際會開始瀑布修行之後，我從陰暗狹隘的世界得到解放，進入了開闊的世界。

最初出現在我身上的變化是「開始能試圖與人交流了」。學習瀑布修行禮節必做的第一件事，就是和高尾山藥王院的僧侶對話。

我每天從離住處最近的御茶之水車站，搭乘中央線的首班車前往蛇瀑。靠近瀑布時，其所發出的巨大水聲使我感到衝擊不已，而且水量每天改變，因此每次去的感受都不盡相同。目睹這種變化後，我得以切身了解到，世上萬物無時無刻不在變遷。

經過一週左右，《讀賣新聞》的記者不知從哪打聽到「有個重考生每天都在被瀑布擊打」，於是來到蛇瀑想要採訪我。過沒多久，那篇報導便被刊載於《讀賣新聞》的週日版上了。

兩週內發生在我身上的顯著變化

一週前，我仍是整天窩在房間的重考生。但在踏出戶外一步之後，世界的變化便接二連三地造訪，令我驚嘆連連、頭暈目眩。

開始瀑布修行兩週後，我和一起修行的人們漸漸變得熟悉起來。十九歲的我在那裡是年紀最小的，有許多人對此感到稀奇而前來搭話。

「你年紀輕輕，但是每天都很努力耶。」「你一定有很大的煩惱吧。」他們如此關心著我。此外，也有人說：「你相貌堂堂，如果不再自命不凡，就能成為無所不能的人。」或者：「能承受瀑布擊打，肯定也考得上大學喔。」

如今回想起來，瀑布修行或許是阿姨為了讓我打起精神的權宜之計。當時的我滿腔熱情，胸懷「無論如何都要成為醫師」的堅定志向，卻因無法如願前進而感到沮喪。有人能對那樣的我說出正面的話，著實令人感激。我把這些人的話擅自解釋為「身邊的人都看穿了我的志向」，而當作心靈糧食。和這樣的人們交流，每天外出也變得愉快。

轉換成正向思考

我確實大大地改變了。在被瀑布沖擊以及和人們對話的過程中，心態逐漸變得積極。

不再灰心喪志，照這樣下去的話，絕對能夠實現自己的夢想。

身處名為「重考第二年」的逆境，之前總是一心想著負面事情的我，像是連思考都停止的人。但是，在修行的過程中，我漸漸變得從容，不知不覺間，思維也變得正向，認為「如果邊持續修行，邊努力讀書的話，絕對考得上」。坦白說，這還真是個驚人的發現。

此外，我因為聽說「半夜的修行更嚴苛」，於是三更半夜也跑去修行。凌晨兩點，獨自走在沒半個人的山路上，前往被岩石包圍的蛇瀑，回想起來，在鬼魂（！）三不五時跑出來也不奇怪的狀況下進行瀑布修行，也有比考醫學院更難克服的部分。

開始修行之後的三週左右，舉辦了模擬考。當時有一題陷阱題，神奇的是，我一眼就察覺到那個陷阱，並用了不同以往的思考方式答題。我想，我大概原本就具備足夠的學力，只是腦袋因雜念而僵固，所以無法發揮實力。

僅僅只是意識到陷阱題，就給予了我莫大的自信和餘裕。不知不覺間，重考班的課程變得簡單，甚至連曾令我一籌莫展的古文課，也感覺輕鬆了。

我曾認為「醫學和古文八竿子打不著」，對其敬而遠之，但是在重考班講師K的課堂上，我聽到宮本武藏的修行故事，「古文」和「瀑布修行」產生連結，於是便一頭栽了進去。

腦袋漸漸鬆開了

後來，我逐漸變得更加從容。

有天正一如往常地進行瀑布修行時，藥王院的女性導師對我說：「加藤，你一微笑，女生就會愛上你，所以你千萬不能對女生微笑喔。」她可能只是想嘗試刺激一下這個年輕人，教他認識女性的心思。然而，我那時只有十九歲，聽到這話不會不舒服，反而還有些自戀地想「原來別人也會這樣看我啊」，心情變得相當好。對於重考生而言，異性只是路上的阻礙，但是轉念之後，我開始覺得「稍微對那方面的事感興趣也無妨」。

原本我將重考生活視為「修行」，因狹隘思考而僵硬的腦袋，好像漸漸鬆開了。在經歷瀑布修行這種真正的修行之中，思考方式反而變得柔軟，真是不可思議。

約四十天的修行結束，邁入七月之後，我開始能夠專心讀書，不以為苦。透過這段經驗，我體驗到了寶貴的變化。

瀑布修行為我帶來了各種轉變，像是想法稍微變得柔軟等。從滿腦子只有考試的事，漸漸也能傾聽別人說話，從多元的角度看待事物了。在那之前，我甚至沒能意識到自己正在煩惱。

後來，莫名的焦躁也消失了，我開始能夠冷靜地觀察自己。

瀑布修行後，「負能量」消失的理由

透過瀑布修行，我獲得了各種正面的改變。如今，身為大腦研究者，我一想便知道，那些變化「必然會發生」。

在那之前，我身處的世界中，只聽得見「去重考班」、「準備考試」這種特定的話題。但是，開始瀑布修行，並與和讀書考試扯不上邊的人們聊天後，完全沒有使用過的大腦部分也跟著活躍了起來。這足以解釋，為何我的思考方式能一點一滴地改變。

實際修行時，我遇見了許多有點奇特的人，他們所談的話題都很有意思。那段時光對我而言，就像是誤入了「異次元」。每天踏入那種世界中，心境也跟著產生了變化。

與其說是因被瀑布拍打而改變，不如說是「身處不同的地方，和許多人一起度過時光」這件事，為我帶來了變化。

人是一種心懷迷惘就無法行動的生物。如此一來，會變得愈來愈內向、愈來愈煩惱。這種時候，首先要試著開始活動。雖說是活動，但是不必特別前往遙遠的某個地方，在自家附近散步也無妨。

走出家門非常重要。一旦實踐，新的資訊就會進入大腦，改變其運作。

日常行動的小變化，會引發大腦的蝴蝶效應

最後一次瀑布修行，對我的大腦帶來了重大的變化。

我曾數次親自診斷自己的大腦影像。十幾歲時，我連朗讀都不順暢，後來卻能出版一百多本書籍；三十歲時寫的英語論文，如今還在頂尖的大腦科學領域被人引用……這些事，應該都是起源於瀑布修行。

你知道「蝴蝶效應」嗎？這個名詞出自一九七二年，氣象學家愛德華・羅倫茲（Edward Lorenz）博士的演講主題《預測可能性：一隻蝴蝶在巴西輕

拍翅膀，是否會在德克薩斯州引發龍捲風？》[3]。羅倫茲博士提出了「蝴蝶效應」的概念：力學系統的狀態中產生微小變化，會造成後來的系統狀態大不相同。

我們可以把人腦想像成一種封閉的生物物理系統。大腦由一百二十多個分區所構成，當其中一部分發生小變化時，將會連結至無限的腦內網絡，進而使其成長及發展。

我認為，人腦能逐漸成長並擁有不同個性，是以遺傳為基礎，加上環境和自律，以及腦內的蝴蝶效應而構成。如此一想便能理解，為何每天發生的小事和契機，會大幅改變我們的大腦，左右一個人的人生。

因此，從現在開始「伏地挺身」和「撿路上的垃圾」的話，不僅會為社會帶來變化，也有可能使自己的大腦大幅成長。

二〇一九年十二月一日，日本電視台播放了名為《不為人知的明石家秋刀魚　第五彈》的電視節目。我作為來賓出演，並診斷了明石家秋刀魚先生適合的職業是「畫商」。以此為契機，他展開了發現無名未來畫家的企畫，有藝術家在此節目中被挖掘，人生因而改變。

我進行的一項大腦診斷，有可能在將來影響並改變全世界的藝術領域。這也可說是蝴蝶效應的案例。

---

3 *Predictability: Does the Flap of a Butterflys's Wings in Brazil Set Off a Tornado in Texas?*, Edward N. Lorenz, presented before the American Association for the Advancement of Science, December 29, 1972.

煩惱的話，就先活動身體

有時我也會為繭居在家的患者看診。我總是建議他們，哪怕是短暫的時間也好，要試著走出家門。

我認識的一位高中生也曾拒絕上學，情況進一步惡化後，他變得幾乎閉門不出。父母相當煩惱，左思右想，不知如何是好。

孩子本人其實比父母更煩惱。持續繭居在家好一陣子後，或許是決心解決這種情況，某一天，他開始在家附近的壽司店打工。我聽到這件事時，便直覺認為「他已經沒事了」。

從走出房間開始挑戰，再設法進展至走出家門，好不容易一週能在壽司店打工三次。話雖如此，狀況並非完全改善。即使已能外出，但似乎還是過著一回到家，就馬上躲進房間的生活。

沒有去其他地方，打工的薪水便愈存愈多。結果，這件事奏效了。他開始對「存錢」這件事感興趣，為了賺更多錢，變得更常外出工作。

這個案例的重點，應該是選擇在「壽司店」打工。在壽司店，即使不願意也必須和客人對話。對於繭居族而言，與人交談是一件辛苦的事；然而，他同時也是個循規蹈矩的人。遵照手冊指示接待客人，便慢慢地能自然與他人說話了。

因為打工這個契機，他開始可以主動積極地外出，如今甚至想要創業，活躍地四處奔波、忙碌著。

也許沒有嚴重到繭居在家，不過，應該任誰都經歷過心情沉重、振作不起來的時刻。此時最重要的，是試著姑且活動自己的身體。

請別忘記，人終究是動物。活動身體能自然給予大腦刺激，如果映入眼簾的景色稍微改變，大腦肯定會跟之前有所不同。變化產生後，心情也會更加輕鬆。

活動身體是使大腦分區活化、引發蝴蝶效應，最簡單的方法。

第2章

為何我總是……提不起幹勁

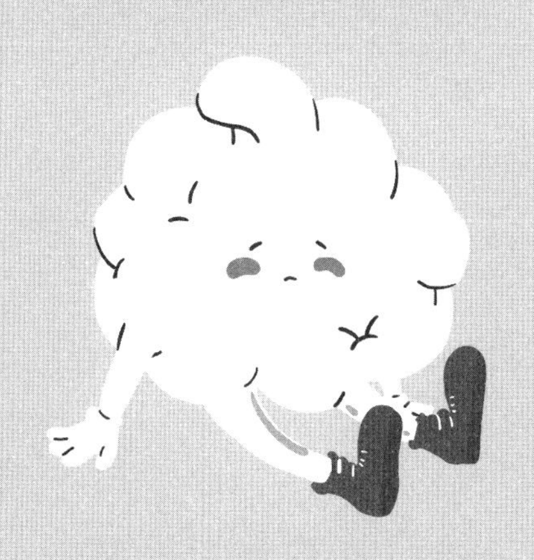

煩惱是使大腦成長的好機會

從這一章起，我將介紹消除煩惱的具體作法。

首先，讓我們重新思考「煩惱」這件事。心存煩惱的人的共通點是「一味使用掌管思考的大腦部分（思考類大腦分區）」，在同個地方鑽牛角尖，找不到答案，因此愈陷愈深。

一旦有煩惱，就無法從外部接收新資訊，變得愈來愈內向。這種內向的思考迴路，將使得改變大腦的蝴蝶效應不易發生。

若從其他觀點分析，亦可謂「無法以自己的大腦如願解決事情」這件事變成了煩惱。舉例來說，想與人妥善交流卻做不到、在工作上想要獲得好結果卻得不到，都是因為自己目前的大腦沒有能力。

心存煩惱的狀態並不愉快。然而，人既然活著，就必須面對不如意事十之八九的現實。**我們需要找出和煩惱好好相處的方法，不再折磨自己。**

重點在於「面對煩惱的態度」。煩惱會令人感到不安，然而，同時也是改變大腦的好機會。越是煩惱的人，越是能反覆使用大腦，努力試圖解決問題。

「煩惱」是無法解決的棘手事情在腦袋中轉來轉去的狀態。而大腦在自己不管多麼活躍，也找不到解決方案的情況下，會一直斷斷續續地尋找答案。也就是說，**「煩惱本身就是使用大腦的練習」**，絕對不是白費力氣。心存煩惱、想試圖克服它的人，身上正潛藏著「讓大腦成長」的可能性。如此思考，便是面對煩惱的第一步。

不要總是盯著一點看

我使用MRI影像診斷、治療人們的大腦，至今已有三十五年的時間。出自於這個經驗，即使是第一次見面的人，一看到對方的容貌，我就能大致預料到他的大腦狀態。

提不起幹勁的人，大多只使用大腦的一部分，大腦整體的運作偏弱。這種時候，**只是在房間內左右轉動眼球也好，請姑且活動自己的身體**。光是這麼做，就會產生幹勁。

只要累積「活動身體」的小事，運動類大腦分區就會受到刺激。此大腦分區位於額葉，而額葉負責自發性的大腦活動，因此能夠慢慢引導出幹勁。

正為了某事傷神的人及繭居族的共通特徵是「盯著某一點看」。為了擺脫這個習慣，首先請活動眼睛。隨著視線移動，視覺類大腦分區也會受到刺激。

若能動動身體，就算只是簡單的體操或伸展，也能促使大腦產生變化。光是從幾乎不動的狀態，進步到能做體操或伸展，活動的種類就會一口氣增加，也可以對思考產生影響。

思考類大腦分區一旦受到刺激，想再多動一動身體的心情就會逐漸高漲。如此一來，運動類大腦分區也會跟著受到刺激，等於是大腦的聯手合作。持續給予這種連鎖刺激，就能強化自己想做做看的意願，養成積極的心情。

因「提不起幹勁」而煩惱的人，若是萌生了「想要運動」的感受，就等同於產生了幹勁。請不要抑制這種心情，姑且動一動身體。持續的過程中，壓力和煩惱就會減輕。

進行球類運動或養育植物

或許有人會說：「我知道做體操和伸展很重要，但有時候就是沒有力氣。」此情況下，我推薦兩種方法。

第一種：做能躺著進行的球類運動。光是躺在床上對著天花板投球，眼睛和手就能同時活動，大腦也會受到刺激。手邊沒有球的情況下，將面紙、傳單或報紙揉成一團當作球使用也很方便。

第二種：照顧盆栽植物。為植物澆水時，身體和眼球會自然地活動起來。此外，把注意力轉向自己之外的對象，會對視覺類大腦分區產生非常好的效果。如果植物冒出新芽或開花，就會漸漸對它湧現關愛之情，也能進而對非自己養育的植物產生興趣。

實際上，我也推薦這兩種方法給有家人是繭居族的讀者。

若選擇球類運動，就事先將球放在繭居家人的房門前。如果家人發現它，並將球拿進房間內，就算成功。即使是在室內，投球也會使大腦受到刺激。

若選擇養育植物，問家人：「能不能替我照顧這株植物？」並將盆栽放在房間，也是一種方法。透過照顧植物，注意力轉向發生在眼前的變化，思考方式肯定會逐漸改變。一旦開始想著各種事情，選項也會漸漸增加。

在和堅定意志及動機相關的思考類大腦分區完全關機之前，盡早準備強制其活動的機制很重要。

買新的健走鞋

我想，即使沒有嚴重到成為繭居族，也有許多人容易待在家裡閉門不出。「懶得與人見面」、「假日只是在沙發上滾來滾去」……這種人偶爾也該出門走走，轉換心情。不妨試著打造外出的契機，像是買一雙散步用的新健走鞋等等。

散步最適合活動身體。開始活動後，各種不同的景象就會進入視野中，光是如此，就能給予大腦刺激。

若有人在公園的網球場打網球，坐在長椅上用眼睛追球是一個好點子。球在左右來回反彈時，目光會隨著其劇烈移動，這是相當有效的「視線運動」。雖是小事，但只要實際一做，就能意識到自己的心情漸漸變得舒暢。

若不試著活動身體，大腦就不會被刺激，而逐漸失去柔軟性。在變成那樣之前，讓注意力擴展至稍感興趣的事物並持續行動很重要。

煩惱和壓力並不會讓你懶得動。是因為懶得動，你才會受到煩惱和壓力的折磨。請將這一點銘記在心，從活動身體展開「大腦練習」。

在心中實況轉播車窗外的風景

前面說了，活動身體後，心情就會發生變化、產生幹勁。只要學會這種方式，隨時隨地都能嘗試轉換自己的情緒。

舉例來說，不妨試著提早三十分鐘到職場。早晨時，僅是三十分鐘的差距，路上的行人便截然不同，看到的景色也會隨之轉換。此外，若試著擦拭辦公桌，也可能會意識到桌上有久未使用的物品，自然地產生幹勁。只是提早三十分鐘，身體和大腦就會對於微小變化有所反應，心情也會與之前大不相同。

若正為某事煩惱，透過這種心情轉換，就能從不同的角度冷靜視之。

也可以試著在擁擠的通勤車廂內改變自己的行動。

平常總是坐著的人，不妨刻意站立到下車，或者增加眺望窗外景色的時間，觀察行人和街道的樣子、軌道旁綻放的花朵等。不發出聲音地實況轉播車窗外看到的事物，以玩遊戲的感覺進行，也是一個好點子。

因為平常搭乘時，都只是漫不經心地望著窗外放空，因此改變行動後，應該就能察覺至今都沒有注意到的街道和大自然的變化。

只要實際做做看，以前不常使用的大腦分區便會受到刺激，使腦中產生新的思考迴路。反覆進行的話，思考方式就會愈來愈開闊，逐漸變得能夠靈活應付壓力和煩惱。

接收外界不停變化的資訊，大腦就會活躍起來。如果大腦活躍，情緒也會出現變化。請積極掌握這種變化，並試著轉換成正面思考。

以非慣用手開門

我有一個小特技，就是能用右手和左手分別拿筆，同時寫字。

我原本是左撇子，四歲時和阿姨一起開始練書法之後，便被矯正成右撇子了。直到如今，仍會屢屢遇到使用左手比較習慣的情況。握筷子時，我的右手和左手能幾乎一樣熟練；不過，用左手寫字時，則必須比平常更有意識地運用大腦。這對大腦是很好的刺激，所以我也留意著，不讓自己失去左右開弓的能力。

也因為原本是左撇子，我時常在奇怪的時刻被迫做決斷。舉例來說，想拿起眼前的杯子時，若不有意識地判斷要以右手或左手進行的話，就無法迅速伸出手，思考乾杯時要以哪一隻手拿杯子等等也很麻煩。但是，與下意識動手不同，使用非慣用手會讓大腦的運作變得活躍，因此我坦然接受這種情況，將自主判斷作為有意識的習慣。

讓兩隻手都變成慣用手的練習，對大腦有許多好處。舉例來說，平常刻意使用兩隻手，注意力就會均等地投注於左右雙方，也能因此注意到右撇子或左撇子的死角，提升觀察力。

左撇子有時會被稱為「想法創新的人」，而這大約是因為有九成的人是右撇子，為了在由右撇子主導的社會中生存，左撇子非得調節大腦不可，因此，比起右撇子，他們更能讓大腦廣泛且活躍地運作。

想鍛鍊自己的大腦（尤其是運動類大腦分區）的話，請試著使用非慣用手行動，例如拿包包、開門等等。光是如此，就能刺激之前不常使用的腦內區域。此外，**在動手時注意使用的是右手或左手**，不僅能刺激與手部運動相關的運動類大腦分區，也能喚起與之連接的感情類等各大腦分區[1]。

1 欲知詳情，可參閱拙作《左撇子的隱形優勢：看過上萬人腦部影像的名醫教你將天賦才華發揮到120%的關鍵》（如何出版社）。

以楷體慢慢地寫正確的字

另一種用手給予思考類及視覺類大腦分區刺激，使其產生幹勁的方法，就是在寫字時避免連筆，而是以楷體一筆一畫準確地逐字慢慢寫。

不慌不忙地持續專注於字的細節，會使思考類和視覺類大腦分區同時受到刺激。如今人們大多使用電腦，寫字的機會減少，應該有許多人在不得不寫字時會潦草帶過。如此一來，大腦運作也只會敷衍了事。

有一陣子很流行抄寫佛經。「逐字仔細寫」的行為，對大腦是非常好的訓練。據說也有許多人覺得抄寫佛經時的腦袋變清晰了，這就是大腦活躍運作的證據。

挑戰抄寫佛經，也是大腦練習的一個好點子。

在固定的時間起床，接觸戶外空氣

幹勁，其實就意謂著「大腦清醒」。大腦思路清晰，能夠正面思考時，人就會感到幹勁十足。接下來，將介紹能使大腦清醒的晨間習慣。

首先是一個極為基本的動作。想讓大腦醒過來，就要在固定的時間起床曬太陽。大腦受到自然光刺激後，會一下子甦醒。即使在陰天或雨天，一旦肌膚感受到戶外的空氣，就能意識到嶄新的一天即將開始，大腦也會隨之啟動。而在半夢半醒的狀態下，就算再怎麼想讓大腦運作，它也不會如你所願。

打開我老家的窗戶，就能將整片日本海及佐渡的群山盡收眼底。從那裡看見的日本海風貌，每天都不一樣。年輕時，我對此渾然不覺，回想起來才發現，早上起床看海，不知不覺地使我的大腦醒了過來。

有位日本人非常善於喚醒大腦，他就是曾活躍於大聯盟的鈴木一朗[2]。觀察他的行為模式，便能知道他為了讓大腦清醒，做了非常棒的儀式。

舉例來說，他在比賽前會花很長一段時間用心做伸展運動，而這對活化大腦十分有效，因為伸展操會刺激到打棒球時不會使用的肌肉，使變得遲緩的大腦部分清醒。**讓整個大腦覺醒，藉此調整狀態，身體便能敏感地做出反應。**每次看到鈴木一朗的伸展運動時，我都會心想：「他正在進行大腦練習。」

2 鈴木一朗（一九七三～），前職業棒球選手，大聯盟單季最多安打紀錄保持人，有連續十球季皆能擊出二百支以上安打的金氏世界紀錄。

每天走六千步

最適合喚醒大腦的行動就是早起散步。早上工作前，我會至少走四公里。如果早上實在撥不出時間，請在通勤時用走的抵達車站或職場。光是花十分鐘走到車站，大腦就會確實地醒過來。

走路的過程中會獲得各種資訊。隨著慢慢前進，景色不同，映入眼簾的事物也會隨之改變。這時，大腦就會受到刺激，進而整理、記住資訊。

不只是早上，我在中午和傍晚也會盡量走路。之前，每天約走五千步（一步＝五十公分，約二點五公里），最近開始走八千步之後，生活節奏更好了。

與讀書或看報紙來獲得新知一樣，活動身體對於大腦而言意謂著獲得新資訊。如果不運動，大腦的運作就會因缺乏刺激而變得愈來愈遲鈍。要避免這種情況，唯有積極地活動身體。

基本上，健康的人一天至少該走六千步。如果可以的話，要以一萬步為目標。持續一週之後，應該就會察覺到身體活跳跳。相對的，一天只走兩千步至四千步的人，大腦受到的刺激太少，長此以往，大腦就會開始劣化。

就個人經驗而言，走越多步的日子，越不疲累；走路步數少的日子，則往往越容易感覺到身體的疲勞和壓力。因工作繁忙而沒空散步，一整天都待在辦公室的日子，特別容易覺得身體沉重。散步能刺激運動類大腦分區，也能讓因辦公室工作而使用過度的大腦分區休息。

此外，為了喚醒全身，建議在上工前做廣播體操。從一早便給予全身刺激，大腦就會清醒，也才能敏捷地活動一整天。

單腳站立，閉上眼睛

在這裡要介紹另一種能夠輕易在早晨做到的大腦練習法。做法其實很簡單，就是試著以非慣用手刷牙。先前說明了使用非慣用手的效果，不但會刺激運動類大腦分區，對於喚醒大腦也有效用。

一開始也許會因不習慣而做不好，但是久而久之就做得到了。為了刺激大腦使其清醒，做一些和平常不一樣或不易做到的事很有幫助。

除此之外，也可以試著以單腳站立。一開始可能會搖搖晃晃，但是習慣之後應該就能辦到了。等到能夠站立三十秒左右時，請閉上眼睛看看。或許會因感覺和之前天差地別，而讓腳步變得不穩，但施加這種變化，就能給予大腦適度的刺激。經過一分鐘左右後，請睜開眼睛，環顧四周。人的重心會因掌握到周圍的狀況而穩定下來，搖晃應該也會因此收斂。

單腳站不穩，快要倒下時，絕對不會向前後倒。人的身體在失去平衡時，一定會往兩邊倒——換句話說，如果能不往兩邊倒，就能長時間單腳站立。因此，感覺平衡變差時，請將視線左右移動。如此一來，狀況就會改善。

實際上，人較擅長向前移動，因此往往會將注意力過度投注於前方。一旦想往左右移動，行動就會變得遲緩。所以要將視線往左右移動，透過和平常不一樣的行動，試著刺激視覺類大腦分區。

將視線左右上下轉動

讓我們繼續視線的話題。

觀察正在煩惱的人的視線時，我發現到他們往往只望向前方。「主動想看什麼」的意願因煩惱而減少，眼球變得只看向正面，結果視野日漸狹隘。

如此一來，大腦的運作便會愈來愈僵硬，無法從名為煩惱的深淵中脫身。

為了消除煩惱，左右移動視線，能使大腦正面運作。

如前所述，僅花早上的一分鐘時間也好，最好養成單腳站立、將視線左右移動的習慣。走出家門之後，除了左右兩側之外，也要試著將視線上下轉動。如此一來，許多資訊就會從眼睛進入，透過視覺類大腦分區而使大腦更加清醒，身體的動作也會變得輕快。

「擱置大腦」非常浪費

智慧型手機必須每天充電，但只要我們活著，大腦就能隨時隨地開機。它是身體的一部分，所以也不會被遺忘在某處。大腦具有如此優異的功能，擱置不用未免浪費。

讓大腦全速運轉，自己正在尋找的答案就會漸漸浮現。處於這種狀態時，寶貴的資訊會不斷被吸引過來，進入腦中，連結到之前思考過的事。

因此，發覺大腦似乎正開始活躍運作時，我會刻意給予其刺激（主要是新資訊），使之全速運轉。

要想做到這件事，首先請將「早上走出家門的瞬間」視為一個開關。留心從此時喚醒大腦，讓它發揮力量。

在早晨的通勤電車上，思考問題的解決方法

有一段時間，我曾將「在早晨的通勤電車上解決問題」當成例行公事。

首先走出家門，在步行到車站的途中喚醒大腦。此時，將前一天無法解決的問題在腦中列成清單。如果有想在通勤時閱讀的文件，就在出門前事先準備好，以便從公事包取出。

搭上電車後，針對其中一個問題，開始思考處理對策。車窗外的景色和懸掛式廣告等等，此時各種資訊會躍入眼裡，看著它們能讓大腦更加清醒，可以鍛鍊解決問題的能力。

走出家門、喚醒大腦、在電車上思考問題，解決方法和對策應該會就隨之浮現腦海。保留這些點子，再於抵達公司後付諸實行。

人們常說：「我有靈感了！」其實創意並非從天而降，而是靈光乍現之前，在腦中左思右想而產生的。早晨，則是最適合用來獲得「靈感」的時段。

大多數的人應該都覺得通勤電車令人不愉快吧。在擁擠不堪的狀態下，搖搖晃晃幾十分鐘，壓力越積越多。要逃離這種情況，唯有試圖轉念。我們無法擺脫擁擠，但是能將其視為不受任何人打擾地思考的時間。

電車不同於公司，此時不會有工作電話打來，也不會突然被上司或部屬叫住。因此，將之視為「自己專屬的時光」也沒錯。

在腦中反覆思考後，當創意浮現，應該就會想要快點執行它。在想著這些事的過程中，轉眼間就抵達目的地了。

「喚醒大腦」對孩子教育的效果強大

「幹勁」是人類所有行為的原動力。我們最好也將這種幹勁，善用於孩子的教育上。

只說「快去讀書」，孩子也不會乖乖聽話。這種時候，就要讓他們稍微玩樂一會，喚醒大腦。此外，也可以選擇黑白棋或撲克牌，並刻意讓他們獲勝。這樣一來，孩子的大腦應該會愈來愈清醒，也不可思議地變得能聽從父母的話了。

不局限於孩子，夫妻之間也適用相同道理，只要喚醒彼此的大腦，就能傾聽對方，避免口角。譬如丈夫在外工作，而妻子是家庭主婦的話，妻子在丈夫回家後，開始和他吵架的狀況不少。相對於丈夫回到家已因工作而精疲力盡、處於大腦不清醒的狀態，妻子能量飽滿、大腦清醒，於是便容易對丈夫發牢騷。

大腦清醒水準不同的兩人面對面，難免會產生意見不一致的狀況。在這種時候爭吵，夫妻關係就會惡化。想改善關係的話，請關懷對方、在大腦清醒的狀態下溝通。

最後，為了使大腦清醒，是否有**取得足夠的睡眠**非常重要。大腦在得到充分休息之後，就會清醒；換句話說，能馬上清醒的人，便是有得到妥善休息的人。

請記得，能夠進入深度關機的人，才會有優質的開機狀態。

我們居住在地球，生活方式自然會配合地球的活動。因此，日出而作、日落而息，不僅不會對大腦造成負擔，還有助於讓大腦徹底發揮能力。

第3章

為何我總是……什麼都做不到

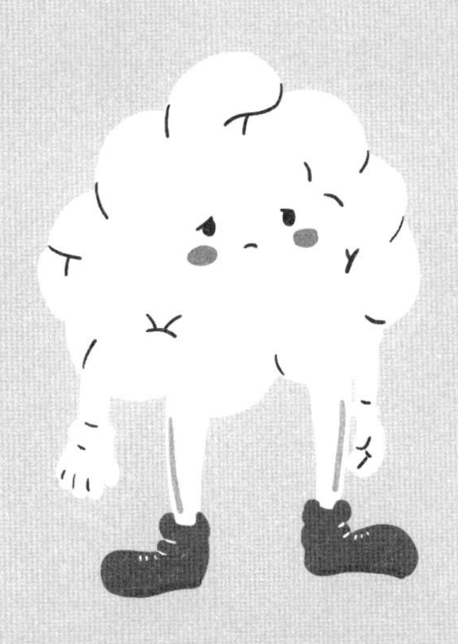

覺得自己什麼都做不到的人，無法正確自我分析

很多人會認為「我什麼都做不到」、「反正我就是沒用」，因沒有自信而煩惱不已，但是旁人根本不那麼想。這種人的共通點是**「無法正確地自我分析」**，不擅長客觀理解自己。

如此煩惱著的人，其實和一般人一樣，能夠完成大部分的事。儘管如此，還是一心認定「自己什麼都做不到」，其原因究竟為何？

無法正確自我分析的人，傾向完全不去看自己擅長的領域，而是聚焦於自己最不擅長、最做不到的部分。

來診所諮詢的人當中，有許多人認為自己能力不足而感到憂慮。我請他們自我分析，發現其重視不擅長的事更甚於擅長的事五倍。但是，一聊過後，

就能知道他們其實相當優秀。例如，某位高中生曾對我說：「我的能力太差，什麼都做不到，打算要休學了。」仔細一問，卻發現他的成績在學年中名列前茅。無數案例明明擁有優秀的能力，卻因只注意缺點，而低估了自己。

假設舉辦A、B、C、D四門考試，滿分各一百分，合計四百分。實際測驗後，A～D的分數會有差異。有位高中生的分數分別是：A科一百分、B科九十五分、C科九十分、D科七十五分。此時，不因「做不到」煩惱的人會心想：「我的A考了一百分，太棒了！其他考試也沒有太差，鬆了一口氣。」坦然接受自己的成績。然而，苦惱於「自己什麼都做不到」的人，則大不相同。

讓成功體驗滲透大腦

苦惱於「自己什麼都做不到」的人，僅會注意D考了七十五分，而一心認定「我在不擅長的D科目只考七十五分，真是沒用！」但他四科的分數平均達九十分，所以絕非什麼都辦不到。只要從客觀角度一看，馬上就會明白。明明有能力在A考一百分，但卻無法觸及這點，只顧著對在D考七十五分的自己感到失望。

觀察這類人的大腦就會發現，其**自我分析的能力和客觀審視自我的能力較低，亦即左腦的感情類大腦分區仍不成熟。這種狀況不分年齡和性別。**

為了擺脫「做不到」的誤解，就要改變思考方式，重視「做得到的事」。

不管是誰，應該都有過成功的經驗。先想起它，改變心情，進而擁有自信。

被世間稱作「成功者」的人們，絕非完美。但，他們能將人生中的成功經驗化為自信，讓它滲透大腦，成為自己的強項，進而持續挑戰。相反地，煩惱於自己能力不足的人，就是因為即使有成功的經驗，也無法妥善地將之轉換為自信，使大腦記住。

似乎有許多人認為「自信」是藉由和他人比較，確認自己較優秀時才會產生。然而，實際上，**以自己作為標準，在有限的框架中達成某事，並能自覺成功時，自信才會油然而生。**

如果能擁有這種思考方式，就可以自然地養成信心，也絕對不會為了獲得自信，而傷害或排擠他人。

持之以恆，就做得到

我第一次出版著作是在二〇〇八年。當時，自己長年進行的大腦研究已達到可以取得專利的水準，因此我認為透過書籍公開這種專業知識，能對許多人有幫助。

但是，那本書後來滯銷，從書店的書架上消失了。

我仍未放棄，持續寫作，不知不覺間，開始擁有賣出超過三十萬本的暢銷書。自己一直以來研究的妥善使用大腦的方法，也變得廣為人知了。

如今回想第一次出書的情況，我明白無論自己提供的內容水準多麼高，仍舊需要花一些時間才能得到世人好評。再怎樣對別人高喊：「這很棒！」也不被社會理睬，是很常見的事。

此時最重要的是不要放棄。若是見解精闢並對此有自信，即使不被任何人搭理，也該憨直地反覆做下去。有時候苦幹實幹會成為力量，幫助自己。

正因能力不足而苦惱的人，請省思自己是否不管做什麼，都容易馬上放棄呢？獲得成果需要一段時間。是否能相信自己在做的事沒有錯，保有自己的價值觀，會成為勝敗的關鍵。不要因身邊的反應而動搖，持之以恆就對了。

想從「做不到」變成「做得到」，長期的耐心不可或缺。如果能以長遠眼光看待自我，大腦便會一直採取正面思考，進而引發蝴蝶效應。

不放棄地持續，達成一件事之後，請將它化作自信，繼續挑戰下一件事。

如此一來，你一定能漸漸「做得到」。

想起受人感謝的經驗

任誰都會擔心自己「做不到」的事，而不擔心自己「做得到」的事。

隨著人生經歷，被開發的大腦部分會強烈發展，未經使用的部分則保持未開發的狀態，馬齒徒增。

然而重要的是，**成長中的大腦分區和不成熟的大腦分區位置相當接近。也就是說，煩惱來源的旁邊，就存在著自己的強項。**

舉例來說，擔憂自己「優柔寡斷」、「缺乏領導能力」的人，可能擅長擔任副手。副手型大腦在負責蒐集資訊的部分發達，負責明確決策的部分則較不發達。本人無法意識到這一點，因此，總擔心自己優柔寡斷。

會這樣煩惱，是因為在亞洲的組織文化中，相較於帶頭推動事物進展的人，優柔寡斷的類型往往不易受到青睞。可是，他們具有能和所有人圓融相處的能力，一旦少了這些人，組織內便會開始產生齟齬。

除此之外，不擅長與人面對面溝通的人，可能擅長寫文章；不擅言詞的人，則可能是非常好的傾聽者。

建議那些煩惱自己「做不到」的人，先將目光轉向「做得到」的事。若遍尋不著，則不妨將被他人誇獎或感謝過的事，視為自己做得到的事。

做得到的事，經常隱藏在做不到的事的反面。重新挖掘，確認自己並非什麼都做不到的人之後，內心就會變得從容，也應該會賦予你挑戰做不到的事的勇氣。

不要否定以前的努力

剛當上醫師時，我因為對兒童發展與大腦間的關係感興趣，而選擇了小兒科。但是當時的我，並不知道怎麼做才能成為一位理想的小兒科醫師。後來仍持續工作著，直到某件事發生，使我對原本的抱負感到迷茫——它讓我意識到，自己是因為「想要了解大腦、對大腦感興趣」而成為了醫師；但說不定人類即使過了兒童時期，大腦也會持續成長。

注意到這一點後，我一面在醫院工作，一面將自己大腦發展研究的重點年齡，從兒童轉換成三十至四十歲的成人。

雖然如此，我也並非全盤否認之前的經驗，反而留意將新生兒及早產兒醫療和小兒科臨床的經驗，連結至成人的大腦研究。

也就是說，不要浪費此前的努力，而是應該將之視為「邁向下一個階段的經驗」。重要的是，**即使現在所做的事看似沒有幫助，也不要立刻蓋棺論定，而是要認為它說不定遲早能派上用場。**

試著想像任何事都將成為未來的經驗，挑戰在產生負面情緒時，切換成正面思考吧。

任何事都將成為未來的經驗

我之所以能夠開始認為「任何事都將成為未來的經驗」，也是在經歷了幾個事件之後。

其中之一發生在我剛成為醫師時。那時的我隸屬於某家醫院的早產兒・新生兒科，接受比我年長五歲左右的資深醫師督導。這位前輩的指導十分嚴格，曾讓我數度差點說出喪氣話。

有次，前輩對我說：「你還什麼都不知道，去給我坐在那裡觀察患者！」所謂患者，指的是剛出生的嬰兒。於是，我便坐在保溫箱前面，一直看著嬰兒的樣子。因為是新生兒，睡覺的時間非常長，看不出特別的變化。儘管如此，前輩還是對我說：「繼續看！」

日復一日，除了吃飯睡覺之外，我就只是盯著嬰兒看，也很少回家。這種狀況大概持續了三個月，對身為菜鳥醫師的我真是一大考驗。

前輩在具體的教導事項之外，總將「醫師要徹底觀察患者！」掛在嘴上當作口頭禪。而我剛從醫學院畢業，經驗尚淺，不知道該如何做到這件事，於是跑去翻閱了醫學書籍。書上寫著「觀察氣色」、「觀察膚色」，但若是以一分鐘為單位觀察，情況似乎變化不大。思考終究有極限，我馬上無聊得直打哈欠。

這樣下去實在太閒，不久之後，我開始改變方法，尋找異常之處。持續在保溫箱前觀察的某天，發生了一件證明前輩所說正確的事。

大腦發展藉由持續沒用的事來完成

當我像平常一樣進行觀察時，此前一直都乖乖熟睡著的嬰兒，皮膚顏色開始改變，呼吸也變得淺促。一直都盯著患者看的我，馬上就察覺到了。

我擔心地替他驗血，發炎反應尚在正常值內，但還是立刻給了抗生素。過了三小時後再度確認發炎反應，便發現這完全是敗血症的初期症狀。當時的我才確認自己已能掌握嬰兒的狀態了。

因此，**持續觀察絕非沒用的事**。實際上，也有醫師因為疏忽於患者的變化，而延誤了醫療措施。然而，我遵從指導醫師的指示，一直觀察著患者，因而能馬上發現不同之處。也幸虧如此，得以於事態沒有變嚴重之前，採取了適當的處置。

一開始，我完全不能理解整天一直看著嬰兒有何意義，但在經過那件事後，便徹底領悟了「觀察」的重要性，同時也切身體會，即使是當下乍看沒用的事，也可能於未來派上用場。

光是一直做某件事，就能給予大腦刺激。此外，如果能體認到「現在做的事對未來有用」，就能保有正面的心情。

無論做什麼，都請不要輕易說出「做不到」並放棄，至少堅持到抵達二十分的水準為止。如果能設法努力達成，前方的景色必定會有所改變。

能看見不同景色的理由是，你的大腦成長至那個水準了。如果實際感受到這一點，下次應該就能試著堅持到四十分。請像這樣反覆穩健地前進，打造「做得到」的自己。

嘗試煎好煎餅

接下來，我將介紹消除「做不到」的感覺的日常大腦練習法。

或許有些唐突，不過**建議各位嘗試煎煎餅**。

這是為了同時鍛鍊複數大腦分區，尤其是思考類、運動類和視覺類。從以前開始，我就時常在演講等場合中告訴聽眾這個方法。

或許有人會問：「咦？為何是煎煎餅？」

因為材料少，製作方式也簡單。只要將材料混合成麵糊，用平底鍋煎，過程中翻面一次，確認兩面都煎熟後就完成了。不過，火候也很重要，若不仔細看著，就會弄錯翻面的時間點，或者煎到焦掉。這可以同時訓練視覺、記憶力和判斷力，因為成品漂不漂亮一目瞭然。也就是說，能藉由眼睛來觀看自己的行為，並得到視覺上的結果回饋。

要鍛鍊大腦，重要的是知道自己做的事能產出何種結果，並加以反省。就此層面而言，煎煎餅最適合。

砂糖太少、甜度不夠、麵糊攪拌過度缺乏蓬鬆感、烤太久烤焦……等，**沒煎好的原因很好分辨，也易於將檢討內容運用於下一次的嘗試。**

若換作是咖哩飯，使用的香料和材料繁複，切、炒、燉煮等烹調程序也多，成品會因此而大不相同，往往不易了解煮不好的原因。

因為能在短時間內重新檢視自己的行為是否正確，所以我推薦大家嘗試煎煎餅。

挑戰做出內裡滑嫩的歐姆蛋

演講時若問聽眾「你們會煎煎餅嗎」，大多數的人都會回答「會」。確實，若光是「煎」，或許任誰都做得到。然而，問題在於能不能「煎得好」。

假設煎出適度上色、鬆軟濕潤的煎餅能獲得一百分，只會煎則是二十分左右的水準。以此為起點，為了煎出被所有人認同為滿分的煎餅，就得提升思考類、視覺類、運動類、記憶類等複數大腦分區的水準。

能煎好煎餅之後，請挑戰製作歐姆蛋。跟煎餅相同，歐姆蛋也以一百分為滿分，並根據成果評分。

比起煎餅，歐姆蛋需要更高度的技術。光是會做，僅能達到二十分左右。

接下來要漸漸提升品質，直到能夠做出內裡滑嫩的歐姆蛋為止。

總之，想變得「做得到」，**為自己的「完成度」設定階段，且正確地自我評價很重要。這麼做，便能逐漸看清自己的實力。**

找出「如何才做得到」的步驟也很重要。煎得好煎餅，但還是無法做好歐姆蛋的話，就會知道自己目前是「煎餅等級」，接下來該作為目標的階段也會隨之變得明確。

將「內部滑嫩的歐姆蛋」設定為最終目標一百分，為了抵達那裡，以十分為一個級距，漸漸提升水準。如果知道步驟，接下來只要填補到終點前的空白即可。

為了避免在抵達終點的路上迷失，慢慢地提升等級吧。

一週內蒐集三項新資訊

「能幹的人」和「成功的人」的共通點是擅長蒐集資訊，而擅長與否的關鍵則在於——理解類大腦分區是否發達。

蒐集資訊分成兩種，一種是被人要求才進行，一種是自發性地進行。自發的蒐集建立在已知想調查什麼的前提上，所以比較容易。然而，困難的是被人要求時。

你是否也有過被上司指示「去調查○○」，卻因不知從何開始而挨罵的經驗？這種情況下的「做不到」，原因並非「不會調查」，而是「無法理解上司的意圖」。

為避免陷入這種狀況，就必須進行提升理解力的練習。方法之一，是在早上起床之後，從報紙或電視上挑選出三則感興趣的新聞，按照自己的方式，試著針對該新聞進一步搜尋。

舉例來說，**事件是在哪裡發生的？起因為何？藉由思考及調查，能夠提升對事物的理解力，並增加知識。**具備某程度的知識之後，即使是被別人要求，也能像是在自發地蒐集資料一樣。

除此之外，要加深理解力，最好先將自己想知道的事寫在筆記本上，有空時再仔細搜尋。寫下的內容，可以是簡短的關鍵字。

即使沒有進展，只要事後重看筆記本，就能客觀了解自己現在正對什麼事感興趣。於是，平常也會下意識地將注意力投注於那些事上。

最理想的情況是，除了每天的三則新聞之外，每週還要額外挑選三、四個主題，實際調查、蒐集資訊，並將網羅到的情報筆記下來，仔細確認進度。

如此持續，對於鍛鍊理解類大腦分區很有幫助。

在腦中展開「學習活動」

許多人都希望自己成為「能幹的人」，但是實際展開行動並成功蛻變的人有限，因為他們大多囿於「反正也無法改變」這種近似放棄的成見。要突破這道看不見的牆，並非易事。

從小，父母就經常對我說：「你不擅長拜託別人呢。」那像是暗示般影響著我，長大成人之後，也因一直認定「自己沒有溝通能力」而吃了不少苦。

此外，親戚也曾對我說：「你唱歌會走音。」不知不覺間，我便開始認為「我會走音，所以最好不要在人前唱歌」。

這種小事會成為對自己的限制性評價，「做不到」的大腦由此被逐漸打造出來。想要突破這道牆，需要不同於以往的發想。

假如你想成為一個「做得到」的人，就不可以中斷這種心情。如此想望的瞬間，大腦便會動起來，請保持這股動力，並積極地付諸行動。

以煎餅和歐姆蛋的例子延伸發展，**可以在心中選擇想要達成的事情**。「通過商用英語考試」、「減重五公斤」，什麼都可以。決定一件事之後，請將終點定為一百，然後把過程分割為十等分，擬定克服每一個階段的計畫。

如果想通過英語考試，就將「開始讀書」設定為階段十，專心達成。接著，將「完全理解一本參考書」設定為階段二十、「通過模擬考」設定為階段三十，慢慢進步。做得到的事逐漸增加，等同完成了「前進型的大腦活動」。

什麼事都可以，在腦中展開學習活動，「做得到」的心情就會下意識變強，於是能妥善完成事情。相反地，沒有在腦中展開學習活動，「做不到」的心情就會占上風，變成受困於煩惱而無法前進的大腦。

抵達階段五十左右之後，可以稍作休息，回顧開始學習之前的自己。你會發現，原本深信自己「做不到」的人，透過展開行動，竟也逐漸變得「做得到」了。

請實際感受自己的大腦，正在轉變成「做得到」的大腦。**透過這種方法累積「做得到」的體驗，慢慢爬上最終階段。**

達成一件事之後，不要因此滿足，而是以相同的方法，挑戰下一件事。如果這次做得到，下次也一定能夠達成。

第4章

為何我總是……習慣煩惱

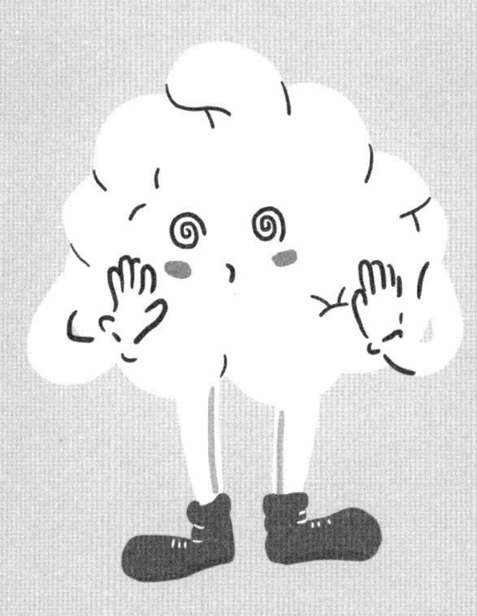

重置大腦，紓緩僵硬

想要解決煩惱的重點是不要和「煩惱本身」對峙，而是試著聚焦於「製造煩惱的大腦活動」。

心存煩惱的人，往往只專注使用思考類大腦分區。也就是說，他們養成了「煩惱的大腦習慣」，鑽牛角尖，重複憂慮。

如同覺得自己「做不到」時，除了思考類之外，也要使用包含理解類和記憶類在內的各種大腦分區一樣，客觀審視煩惱是很重要的。

話說回來，煩惱產生的最大原因是「無法從別的角度看待事情」，思考因而受限。假如快被煩惱壓垮，不妨嘗試不同以往的觀點。要做到這件事，必須先重置自己的大腦，紓緩僵硬狀態，用嶄新的心情面對。

在此，將介紹我自己實際解決煩惱的方法。

感覺內心煩悶不暢快時，為了立刻客觀分析原因，我會對自己拋出問題。

「為什麼如此認為？」

「可能的原因為何？」

「為了排除這種情緒，必須做什麼？」

站在第三者的立場思考，原本不著邊際的煩惱的輪廓便會慢慢浮現，心情也舒暢不少。有時，甚至能成功意識到自己「只是想太多」，困擾一下子便煙消雲散。

煩惱永遠不會消失，但總有辦法解決

冷靜分析煩惱，就能清楚了解自己的性格（煩惱習慣）和弱點。像「我容易在第一次做的事上栽跟斗」、「總是預設○○在生我的氣」、「即使不忙也會因嫌麻煩而拖延」等，應該也能分辨自己的大腦在哪個階段會停止思考及運作，變成「投降狀態」。

大腦變成「投降狀態」後的下一個階段，就是「煩惱」。如果停止思考，放任不管，心中的鬱鬱寡歡不但不會消散，反而會煩上加煩。

大腦僵化，唯獨產生煩惱的部分持續運轉。如此一來，將永遠無法改變現況。想要擺脫，就得冷靜地進行分析，讓解決煩惱所需的大腦分區工作。若進行前述的客觀分析，一定就會找到處理問題的方法。

「找人討論」、「試著從根本改變思考方式」、「再稍微忍耐一下，直到狀況改善為止」、「嘗試完全不同的其他方法」……如果出現了對策，接下來就僅剩選擇的問題。

人只要活著，就不會有擺脫煩惱的一天。不過，沒有無法解決的煩惱也是事實。

「煩惱永遠不會消失，但總有辦法解決。」

如果能這麼想，煩惱也就不再可怕。

模仿有行動力的朋友

有煩惱習慣的人容易糾結於過去的事，具有強烈自我否定的傾向，**這是因為記憶類大腦分區太強勢**。記憶力強，就無法忘記過去發生的討厭的事，永遠為其困擾。另外，**聽覺類大腦分區強的人，也容易有煩惱習慣**。被人說了什麼，就一直耿耿於懷，愁眉不展。

那麼，相反地，沒有煩惱習慣的又是哪種人呢？

他們的共通點是**能毫不退縮地展開行動**。

遲遲無法行動的人往往有煩惱習慣；能馬上行動的人則不易感到憂慮。掌握這點，在消除煩惱習慣時就能大大派上用場。

我建議有煩惱習慣的人去尋找能為自己導覽方向的家人和朋友，也就是所謂的「導航者」。

無法付諸行動並非因缺乏能力，而是很難按下開始的按鈕。因此，請找到總能馬上起而行的導航者，觀察他的行動力並模仿之。在模仿的過程中，那種行動力會從背後推你一把，讓你變得能夠按下按鈕。自發性地展開行動之後，就比較不會愁眉苦臉了。

或許有人會認為：「只不過是身邊有個導航者，就能改變那麼多嗎？」但確實只需如此，人就能巨幅地發生改變。

大腦具有驚人的適應力

「光是有一位導航者在身邊，人就能巨幅地改變。」

我之所以在前篇如此斷言，是因為大腦具有驚人的適應力。

只要待在能夠展開行動的人身邊，並模仿他的舉止，大腦就會在不知不覺間，將那個人的行為模式當作自己的。

實際上，應該也有許多人有過類似的經歷。

舉例來說，剛進公司時，明明加班到晚上七點就痛苦得不得了，但是看到身邊的同事們理所當然地加班到九點、十點的身影，不知不覺間，自己也開始加班到半夜了。這就是大腦的適應力。

不過，大腦並不僅只挑選正確的事。無論好事或壞事，它都會輕易地適應，所以必須小心。以加班的例子來說，此時要好好檢討自己「是否明明沒有工作卻拖拖拉拉」、「是否因配合身邊的人才延長了下班時間」、「是否散漫地做著明早再做會比較有效率的事」等等。

選擇導航者也一樣，若想消除煩惱習慣，請務必接近有行動力的人。

若只因合得來，就和有煩惱習慣的人形影不離，不僅絕對無法消除自己的煩惱習慣，恐怕還會因負面的加乘效果，使之變得日漸嚴重。

謹記慎選導航者，跟隨會給予自己正面影響的人，並且時時回顧、檢驗此人選是否正確。

是否在煩惱，看臉就知道

有煩惱習慣的人，會有特定的臉部神情。

首先，這種人一被別人說了什麼，馬上就會露出**不知所措、不安的表情**。因為他們往往會將當下的狀況連結到過去的負面記憶，結果陷入「從前也被說過類似的話，心情真差」的思考迴路中。

他們也經常因為無法應付正在發生的狀況而思考停止，導致**眼神飄忽不定、心不在焉**。一旦心存煩惱，就會陷入被束縛的狀態，遲遲無法擺脫。

這些人臉上也會頻繁出現像在生氣的表情，而這八成是因為他們無法妥善表現自己的想法，或無法如願做到想做的事。

誠如前述，心存煩惱的人只知一味地使用思考類大腦分區。也就是說，**他**

們會在煩惱中原地打轉，無法客觀地審視自己。

有鑑於此，我會將前來診所的諮詢者的ＭＲＩ大腦影像放在本人面前，請他客觀地觀察自己的大腦，尋找「煩惱源頭」在哪裡，同時站在醫師的立場給予建議。

透過ＭＲＩ大腦影像，一起確認診斷結果，將難以掌握的無形「煩惱」，化為實體的「大腦形狀」。煩惱和大腦合而為一，便能夠充分理解自己抱持著怎樣的問題。

能客觀審視自己的人不會煩惱

前篇提到了透過ＭＲＩ大腦影像，和諮詢者一起理解「煩惱源頭」的診療方式。另一方面，即使沒有採取特別行動也能客觀審視自己的人，基本上不會糾結於煩惱中。

自我觀察的能力不足，煩惱就會愈來愈深，例如滿腦子在意他人如何看待自己，因而感到不安。更嚴重的情況，還可能會深信「自己肯定被別人討厭了」，念頭像妄想一樣不斷膨脹，最後被壓垮而動彈不得。

能客觀審視自己的人，應該會心想「對方根本沒把我當作一回事」，冷靜地下判斷，或「是不是我的發言不當？待會向他道歉吧」，藉此修正路線。但自我觀察力低下的人，就無法這麼做。

內心封閉的人，不擅長處理並回饋接收的資訊和行動過程的記憶。要做到這件事，需要練習客觀回憶並檢討自己做過什麼，正確地釐清因果關係，像是「當時我這麼做，所以事情才變成那樣」、「我無法判斷這件事，所以才變成那樣」等等。

對你而言是「煩惱」的事，客觀來說大多微不足道。學會察覺這一點的方法，心存煩惱的頻率應該就會顯著減少。

徹底使用大腦分區的技能

從前，我曾在電視上看過現代藝術家村上隆[1]的專訪。當時，村上剛結束《五百羅漢圖展》[2]，被問到：「下次要畫什麼？」時，他回答：「身為藝術家，能畫出五百羅漢，我死也瞑目了。」

他似乎覺得自己身為藝術家，將能夠留下形態的所有事物都獻給了世人，因此「已經完成使命」。而這恐怕是因其剛結束了重大的工作，產生新藝術的大腦運作暫時完全停止了。

「大腦運作停止」或許給人不太好的印象，但是**這也能讓大腦暫時休息，因此絕非壞事**。

例如，你剛解完一題非常困難的數學問題，對了答案後發現是正解。這時會瞬間鬆一口氣，並籠罩於虛脫感之中。之所以鬆一口氣，是因先前全速運轉的大腦突然停止了活動。

然而，縱使自認大腦停止了，它也並非完全沒有在運轉。做完某件事，充分休息後，大腦會再度拾回活力，等待下次啟動的機會，新的創意也常在復活的時間點產生。

許多賢者曾留下豐功偉業，若閱讀他們的傳記，會發現其中經常出現受挫和流浪的內容。大腦應該正是在這種不得志的時期得到放鬆，並因使用方式改變，從而促成了後來的活躍表現。

---

1 村上隆（一九六二～），日本當代藝術家。

2 二〇一五年十月三十一日到二〇一六年三月六日於森美術館展出。

當我們不再使用至今為止過度運作的大腦分區，其他大腦分區反而會動起來，被過度使用的大腦分區也能得到休息。

無法休息，就容易和煩惱永遠糾纏下去。有煩惱習慣的人，最好留意生活中要定期地切換開機與關機，動靜皆宜，像是埋首於嗜好或工作之後，也要悠閒地看著遠方的景色散步等等。

「討厭的記憶」要以「相似的成功體驗」覆寫

你是否正為著過去的事而煩惱呢？

例如小時候受到同學霸凌的事成為心理創傷，而變得不擅長處理人際關係；或仍然為過去犯下的錯苦惱不已，覺得「假如當時這麼做就好了」等。一直抱著這種情感，動不動就想起討厭的回憶，其實很痛苦。

當然，我們無法改變已經發生的事。然而，「刻意讓自己處於和不好經驗類似的狀況，透過妥善克服它來覆寫記憶」是有可能做到的。

人的大腦某方面來說就像是樹的年輪，由曾經發生過的事所構成，且無法從中去除特定的部分。之所以會想起不好的事，是因為腦迴路無法妥善連結，而大腦在設法修正。

因此，只要透過與其相似但成功的經驗覆寫「沒有妥善連結的迴路」，就能讓大腦記住現下的成功體驗，而非過去的討厭記憶。

其實我也是因某個契機（將在下篇介紹），才開始認為即使無法改變過去，也可以隨心所欲地覆寫不好的記憶。

當然，大腦仍會記得從前的事，**但是輸入的新記憶會佔據優勢地位。**藉此，我們也能療癒那些討厭的感受。

過去的事，不過是一個「客觀事實」

誠如在〈序言〉中所述，受到高中時期微不足道的討厭記憶阻礙，高中畢業後的我，有很長一段時間，都在避免讓自己回憶起當時的事。

這絕非因為憎恨同學，而是我完全想不起當時的愉快記憶，所以感到非常沮喪。如果和同學重逢，就肯定得面對當時的自己，因此我不斷逃避著。

然而，有一次我改變了心態，想「遲早該面對」，便下定決心和高中同學見上一面，於是參加了同學會。我當時決定，**這次見面不是為了回憶從前，而是為了創造新的愉快記憶。**

幸虧事先做好了心理準備，我得以和從前一句話也沒說過的同學度過了愉快的時光。之後，有趣的事情發生了，我竟能坦然將過去發生在自己身上的事視為一個客觀事實，心裡的疙瘩也消失得無影無蹤。

想法如此輕易地被扭轉了，這種變化令我非常驚訝。

如同這個例子，假如各位也有討厭的回憶或被霸凌的過去，請製造和當時幾乎沒有交流的同學見面的機會，為過去不堪回首的記憶增添新的事實。

連假時，若有人主辦同學會，最好毅然決然地參加。你會意識到，曾共度時光的同學，是無可取代的夥伴。

這個對策不局限於學生時期，無論在職場、家庭都適用。**不逃避討厭的回憶，反而刻意涉入其中，將新的資訊納入大腦。體驗新的事物，創造更加愉快的記憶。**

我想，過去不好的回憶越是深刻，就越是無法輕易地碰觸。然而，請牢記此對策，以便不時之需。

一直留在腦海角落的後悔

在此介紹另一個對大腦輸入新資訊的故事。

我有位就讀同一所國、高中的異性同學，國中時期，我們經常聊天，感情好到問對方要不要一起報考某間升學名校。但是，實際進入同一所高中之後，我們幾乎再也沒有說話的機會，就這樣畢業，分道揚鑣。

話雖如此，因為多年的交情，每當我回到故鄉，也都會碰面報告彼此的近況，維持著朋友關係。

但是，後來我成為醫師，為了做研究而一度搬到美國，有二十多年沒有再見到她。某年，我睽違許久回到家鄉，卻收到她因病去世的消息。

我們雖非摯友，但相識多年，她對我是位重要的朋友。之所以能認知到這一點，是因為聽說她去世時，我內心產生了巨大的失落感。

從那之後過了一陣子，我仍然經常想起她。

其實，在她去世的前一年，我曾短暫地回到故鄉。但那時因為沒有時間，所以幾乎沒有與舊識見面，就直接返回美國了。因此，心想「假如當時有聯絡的話，不只能和她說話，說不定也能以醫師的身分，針對她的疾病給予建議」，這樣的遺憾令我難以釋懷。

當然，這不過是我的一廂情願。她有丈夫和孩子，所以在最後的日子裡，應該有家人陪伴左右。但即使了解這個道理，「身為朋友，我是不是還能做點什麼」的悔恨卻遲遲揮之不去。

然而，後來發生一件事，消除了我的鬱悶心情。

新資訊有時能療癒痛苦的記憶

家母的一通電話，讓我的鬱悶一掃而空。

據說朋友去世一陣子後，她的母親曾到我父母家聊天，那時家母提到我和她在高中畢業之後也保持著連繫。朋友母親似乎不知道這件事，第一次聽說我們還是朋友，覺得觸及了女兒生前的身影，開心地回家了。我隔著電話聽到這件事，長年的晦暗心情漸漸消散。

又過了一陣子，我和其他高中同學見面，聊到這位已故朋友的事。雖然我和她已經再也無法聊天，但得以從其中同學口中聽說了許久不見的她的事，原本盤據在腦海角落，類似後悔的心情，也隨之消失了。

不論是再怎麼煩惱的人，**只要對大腦輸入新資訊，就能產生與過往不同的情緒**。

之前在想起朋友時，我只讓自己的思考類大腦分區活躍運作，因而為此苦惱不已。然而，透過輸入來自親人的真實聲音、朋友們訴說她的事時的表情，以及產生對她的新理解等等，我使用了聽覺類、視覺類、理解類等大腦分區來思考新的資訊，得以更新和她相關的記憶，成功地改變了這種狀態。

我認為這是人腦具備的優異能力。如果讓此能力充分發揮，一定可以擺脫煩惱的習慣。

縱然沒走上原本期望的路，也無需煩惱

我作為小兒科醫師展開職涯，在過程中，重新發現自己「其實是想了解大腦」。當時，我相當認真地煩惱著「事到如今，是否還該為了自己想走的路，大幅修正人生軌道」。

仍是醫學生時，我已隱約知道自己對大腦感興趣了。那時還無法明確釐清想法的原因之一，是醫學院的課程中，完全沒有我想要了解的大腦主題。

後來畢業將近，我認為離開母校昭和大學，在其他大學工作，也是選項之一，於是寄信到幾間醫療機關應徵。其中三處給予了回覆，分別是：慶應義塾大學醫院的復健科、東京大學醫學院的醫用電子研究設施，以及昭和大學醫學院研究所的小兒科學。

看到這些選項，我相當煩惱。最後，因為無法決心放下聽診器、放棄醫師這條路，於是進入了母校昭和大學任職。

然而，在擔任小兒科醫師時，因為接觸到兒童的大腦MRI影像，新的研究主題不斷湧現，最多時，曾有四份論文一同被推薦在國際學會上發表。不知不覺間，我研究的一部分被二〇〇三年獲得諾貝爾生理醫學獎的保羅・勞特伯博士[3]注意到了。結果，在一流研究者的引導下，我終於下定決心修正路線，離開昭和大學，遠赴美國，走上大腦研究這條新的道路。

如今，離我從醫學院畢業已過了三十多年。重新回首過往，有時還會覺得自己繞了好大一圈。然而，我並不後悔。

畢業時，慶應義塾大學醫院和東京大學的工作令我猶豫了許久。但後來在進行自己想做的大腦研究的過程中，得以有機會和慶應義塾大學醫院的復健科結緣。

我對醫學工程非常感興趣，之前偶爾也會覺得「早知道就選擇東京大學了」，但是回首來路，有一段期間我在東京大學設立了研究室，並擁有十多個醫學工程的專利。它們與大腦量測及大腦診斷相關，且全都是我自己開發的。當中也有發展至今，已在全球七百多個設施被使用的「大腦量測法fNIRS」（功能性近紅外線譜儀）。

雖然在畢業後的幾年內，我輾轉換了幾份工作，但一直沒有迷失想做的事，最後才得以以期望的形式工作。我對自己能保持誠實、不違背初衷，感到相當驕傲。

3 保羅・克里斯汀・勞特伯（Paul Christian Lauterbur，一九二九～二〇〇七），美國化學家，由於其在磁振造影（MRI）的研究，獲得二〇〇三年的諾貝爾生理學或醫學獎。

大腦會尋找正面的答案

有些人可能會煩惱未被心儀的公司錄取，不得已才在目前的公司屈就。如果對現在的公司及工作感到滿足，那就沒有問題；假如無法感到滿足，甚至成為煩惱，就請確實面對自己、詢問自己。

「為什麼想去沒被錄取的公司？」

「進入那家公司想做什麼？」

「進入那家公司能獲得什麼？」

「為何對現在的公司感到不滿？」

「能夠以目前的狀態繼續工作嗎？」

「自己真正想做的事是什麼？」
「為了那件事，自己現在需要做什麼？」

請條列式地寫下這些具體的問題，試著一一回答。

你的大腦應該會拚命尋找答案。最好確實分析這些答案，重新思索今後的去向。

不管再怎麼繞遠路，如果最後能抵達自己想要的終點，之前的辛苦和煩惱都會瞬間煙消雲散。

無論是馬上展開行動，或仔細擬定計畫後再行動都可以。自發性思考很重要。在這當下，你的大腦應該就會開始尋找正面的解答。

請相信只要不放棄，就一定能夠抵達終點，並開始「詢問」自己吧。

第5章

為何我總是……無法順利表達

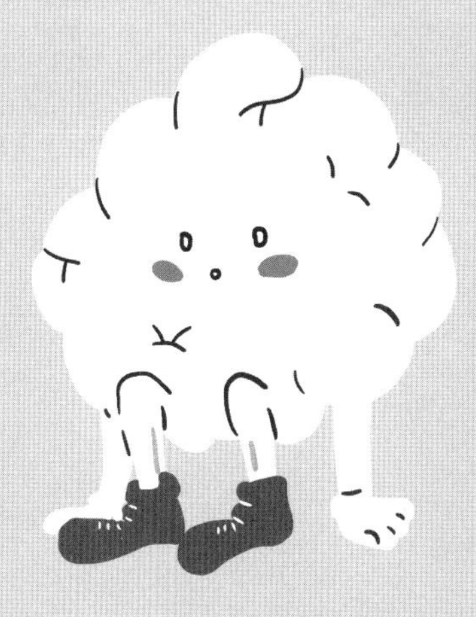

重要的不是表達能力，而是觀察能力

經常有人找我諮詢該如何好好傳達自己的意見和想法。

之所以無法傳達，最大原因是**自己說出的話語和對方的理解能力有落差**。

而不能配合對方的程度說話的人，多是因**右腦的感情類及理解類大腦分區較弱**。這部分的大腦如果不活躍，就很難在發言時好好考慮並配合對方的理解能力。除此之外，溝通時也必須使用傳達類大腦分區。

如果對方不能理解，就算再怎麼說明，也接收不到自己的想法。請認知到這「並非傳達方式的問題，而是理解能力的問題」。如果能明白，你就會更容易想出溝通的對策。

表達時，首先要**避免使用對方不擅長的領域和不懂的用語，留意盡量使用對方能夠理解的「共同語言」**。

此外，許多人以為無法順暢表達想法是因為自己不擅言詞，但是這種思考方式未必正確。若不配合對方的理解能力說話，縱然有三寸不爛之舌，也無法使其明白自己的意思。

如果覺得自己的想法沒有被好好傳達，請試著站在對方的立場思考。只要不忘記這一點，就一定能成功。

首先，站在對方立場思考

我自己在說話時，也總會採取「站在對方立場思考」這個方法。

我曾與多家出版社合作出書，所以常有機會和編輯們交談，並在過程中深切感受到，如果有確實地思考對方的立場，連遣詞用字和選擇的話題都會改變。舉例來說，若對方是年輕編輯，我就會試圖拋出年輕人容易理解的用語及主題；若是資深的編輯，則會將健康問題等作為話題。

當然，即使顧慮對方，說一些他有可能關注的話題，對方也不見得真的感興趣。不過，他會知道你是在替他著想，如此一來，也會試圖理解你所說的話。如果**彼此之間能這樣產生共鳴的氣氛，雙方的想法就可以順利地傳達。**

職場上，懂得站在對方的立場行動也很重要。舉例來說，就算上司沒有交代，還是將應該會派上用場的事物先準備好的話，想必能獲得好評。「為別人準備需要的東西」乍看被動，但因為自己能率先行動，所以反而是讓大腦積極運作的行為。

以站在對方的立場為前提行動，會讓對方心中萌生試圖理解你的心情，結果導致自己的想法更容易被接受。

厲害的指導者會採取的傳達方式

在商業談判等場合，想向對方確切傳達我方的要求時，需要配合對方選擇措辭，好讓其正確理解要求的內容。

在這類案例中，重要的是蒐集相關資訊。除了我方的要求之外，事先調查對方的需求，便能夠先發制人，做出對我方有利的行動。**若能蒐集到恰當的資訊，錯誤的決策也會減少。**縱然失敗一次，如果保持這種能力，下次成功的機率應該就會提高。

我從前曾在演講中巧遇水上芭蕾教練井村雅代[1]，她說她為了向評審「傳達」自己隊伍的精湛表演，詳盡調查評分標準的同時，也徹底蒐集了自己指導的選手們的相關資訊，致力於隨時確實掌握她們的狀態。做足了功課之後，她才會對選手下達具體指示。

當中尤其使我覺得了不起的是，她教導選手們要從表演前的階段起，就「爽朗有禮地對待評審」。她費了一番工夫，**讓評審敞開心胸，正確感受選手們的精湛表演**。

當然，井村指導的隊伍可以交出每次奧運幾乎都能奪牌的漂亮成績單，是因為表演本身的品質一流。令我更加佩服的是，即使她們已具備如此高超的實力，依然能為了讓評審留下好印象而毫不鬆懈。

雖然並不是非得做到這種地步不可，但我認為，如果能夠達到這種程度的話，對方肯定也可以清楚地明白你的想法。

---

1 井村雅代（一九五〇～），著名水上芭蕾選手、教練，有「日本水上芭蕾之母」之稱。

大腦的發展狀態因人而異

每個人都有其獨一無二的性格，並且每天過著不同的生活。仔細思考，擁有這麼多差異的個體能夠相互理解，可說是奇蹟。

能理解彼此的背後理由，終究是因為大腦分區的構成要素相同——即使發育或發展的狀況不同，大腦分區的細胞種類卻別無二致。不過，問題是**大腦的每個分區成長方式都不同，發育和發展狀態也因人而天差地遠。即使對某人而言是簡單的事，在別人眼中也可能非常困難。**

如果以這個事實為前提，試著在溝通時考慮到對方的理解能力，「無法傳達」的情況應該就會減少。

想傳達心情，就要先擁有共度的時光

「單戀」，是無法傳達想法的典型例子。除了戀情之外，在工作或嗜好的世界裡，或許也有許多人有過**想要進一步與對方加深關係，卻無法好好說出口的時候。**

一旦有了單戀的對象，任誰都會心神不寧、看不見周遭，甚至無法冷靜看待對方。如此一來，妄想就會在心中不斷膨脹。

只是和對方稍微對上眼，就暗自認定「他對我有意思」或「被他看到了奇怪的地方」，內心小鹿亂撞。但是，詢問真相之後，大抵都會發現對方對自己根本沒有半點情意。

無論如何，若想和單戀對象有所進展，就必須冷靜下來，掌握狀況。此外，也必須看準時機，向對方傳達自己的心意。然而，好像也有許多人因害怕而裹足不前。

為了避免在面對喜歡的對象時鼓不起勇氣，該怎麼做才好呢？

能肯定的是，要先和對方共度時光。研究結果指出，即使是一開始對彼此沒有好感的人，一起度過一段時間之後，往往會對對方產生好感。不妨利用這種**大腦容易對共同記憶產生共鳴的機制**，創造和對方變得親密的機會。

話雖如此，我並不是在建議各位該「馬上和對方約會」。想與他人溝通是人類的基本欲望之一，要借助這種欲望的力量，打造出能夠建立親密關係的機會。

想讓相處的時間盡量變長，單純對話還不足夠，需要創造能夠共度時光的環境，譬如：加入對方參加的專案、社團活動或同好會等。一起度過的時光增加了，距離自然會拉近；體驗了相同的事，親密度也會進一步加深。

如果日久生情，傳達自己的心意應該也會變得不再困難。

不過，傳達心意和戀情修成正果是兩回事，恕不保證最終結局。

以易於理解的簡單言語說明

在試圖傳達專業內容時，勢必會使用術語說明。首先，請改變這個行為。即使是專業知識，如果能以易於理解的簡單言語說明，肯定就能使更多人明白。

除此之外，根據對方的狀況來選擇用語，果然還是很重要。

診所中會有許多年齡、性別不同的患者造訪，我每次都會留意盡可能地在交談時配合對方。舉例來說，我對陪同拒學孩子一起來到診所的父母，以及拒學孩子本人的說話方式，就截然不同。

即使都是幼童，向五歲和七歲的孩子說明，也需要不一樣的方法。五歲是大腦生長的活躍期，但是語言類的發育尚不完全。這個時期，使用圖畫來說明，孩子較容易吸收。七歲孩子的大腦已達到一定發展水準，只是仍不成熟，說明時雖未必要使用圖畫，但必須選擇簡單的詞彙。

訊息之所以無法被妥善傳達，往往是因為說話者誤以為使用與自己相同程度的用語，就能和他人溝通。

即使都是說同一種語言，表達方式也會依使用何種程度的語法而大幅改變。在溝通之前，最好先自覺到這一點。

解決「無法傳達」的終極方法

有個雖然需要相當努力，但能確實傳達訊息的終極方法，那就是讓自己變成有魅力的人。

這個思考方式與至今闡述的法則全然相反，然而，**為了妥善傳達，必須要讓對方「想了解你」**。

什麼樣的人，才是有魅力的人呢？大家想到的應該是帥哥、美女，或者受歡迎的搞笑藝人吧。的確，他們魅力非凡；然而，並非所有人都能成為這種人。那麼，極為平凡的我們，該怎麼做才能擁有魅力呢？

我們應該要能傳達其他人想知道的資訊。隨時準備幾件只有自己才知道的事情，身邊的人就會開始對你感興趣——請**有意識地培養能與周圍的人談論自己獨一無二的知識的能力**。

有個例子能說明具魅力的人如何讓眾人全神貫注，那是在諾貝爾頒獎典禮上，一位日本人的致詞。

我曾在電視上看過那一幕。老實說，比起他國的得獎者，日籍得獎者的英語普遍說不上流暢；但是，聽眾卻目不轉睛地專心聆聽著那位得獎者的致詞。看到這一幕就會明白，即使英語不夠好，如果訴說的內容精妙，「對方」就會努力理解。說得極端一點，這或許是「傳達」的最理想形式。

當然，具備獲得諾貝爾獎等級知識的人，在這世上鳳毛麟角。一般人想這麼做時，可以將難度降低一些。

要注意的是，哪怕一點點也好，那些知識必須是其他人不知道的。如果能獲得這種情報，身邊的人就會有興趣聽你說明。

若想做到這一點，**最好窮究自己熱愛的事**。身為小兒科醫師的我，為了更了解大腦，不斷地在這個領域追求新知，得以擴展了令許多人感興趣的知識。

對此技能了然於心的商務人士，擅長在喝酒時向同事述說種種學識。那儼然是可以一面發送獨家資訊，一面好好傳達話語的「技能」。

另外，「自信」在傳達事情時，也會發揮強大的作用。

「那件事真有趣，你最好告訴更多人。」如果被別人這麼說的話，應該就能更挺起胸膛吧。

自信增加之後，人的大腦就會充滿幹勁，馬力十足地開始運作。進入這種模式時，請抬頭挺胸地發表自己想說的事。身邊的人一定會側耳傾聽，試圖理解你的話。

第6章

為何我總是……優柔寡斷

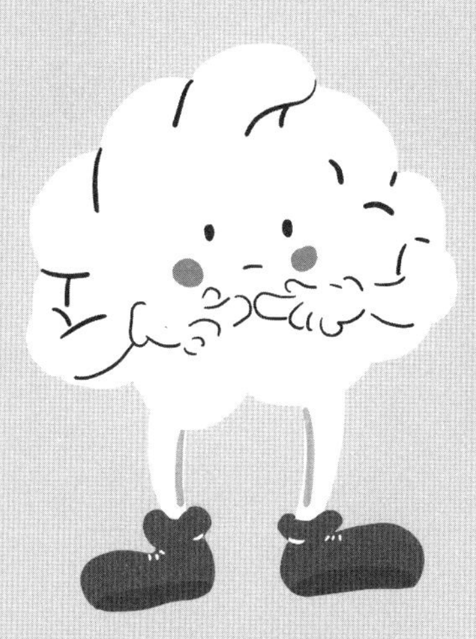

優柔寡斷的人，思考類大腦分區較弱

「在餐廳時，無法馬上決定要點什麼。」
「無法乾脆說出YES或NO。」
「無法制定計畫展開行動。」

以上是優柔寡斷的人的三種典型模式。他們左腦的思考類大腦分區發展較弱，和有煩惱習慣的人類似。

假如和這種人前往橫濱的中華街用餐，八成會發生以下的情況。

中華街上的中華料理餐廳櫛比鱗次。如果是熟門熟路的人，就能辨別料理的種類，找到自己想吃的店；然而，若非識途老馬，可能會因每一家店看起來都差不多，而遲遲無法決定，在街上走來走去。

為了避免白費時間，我們必須事先決定大概的目的，例如「今天吃小籠包」。若不這麼做，走進中華街的瞬間，就會陷入眼前出現無數餐廳的感覺。原本就有選擇障礙了，這下更是變本加厲，無法決定。

除了中華街的例子之外，躊躇猶豫的人在其他情境下也會出現類似狀況。要避免這種事發生，**提前在自己心中決定好一定的方向很有效**。左腦的思考類大腦分區也會為了試圖適應該決斷而運作，進而使決策能力逐漸增強。

組織的領導者如何做出決斷

像企業經營者這種經常必須做出重大決斷的人，究竟都在使用大腦的哪個部分呢？

應該有不少人會因為認為下決定之前需要考量許多事情，而猜測其使用的是思考類大腦分區吧。

但是，**人在進行「決定」這個行為時，未必會集中使用思考類大腦分區，而是傾向於使用自己大腦中最強的部分。**

舉例來說，記憶類大腦分區發達的總經理，會基於過去經驗來判斷；理解類大腦分區強的總經理，則會基於分析數據來判斷。

有些企業經營者的思考類大腦分區較弱，不擅長講述自我主張，只聽別人的意見。從旁人的角度來看，或許會覺得有點靠不住；但這種人一旦不知如何判斷，就會讓位於右腦和左腦的理解類大腦分區發揮功能，做出決定。

理解類大腦分區發達的人，能充分掌握身邊的資訊，並基於該資訊鞏固想法、判斷方針，領會現下該做的事及自己的職責，迅速決策。

這種方式有時會過於突顯個人色彩，看在旁人眼裡，或許覺得他們是在仰賴從天而降的直覺。然而，實際上並非如此。基於確切根據做出的決定，反而可以用「洞悉事理」形容。**因為這是在他們充分理解事實之後，處於能夠預知未來的狀態，而產生的「直覺」。**

使用強勢的大腦分區，做出正確決策

如同前篇所述，一般人在做決定時，傾向依各自的大腦狀態而有所不同。聽覺類大腦分區發達的人，會在請教許多人、蒐集資訊之後決定；視覺類大腦分區發達的人，會問「能不能讓我親眼看看」，基於看到的情報選擇；運動類大腦分區發達的人，會說「請讓我用看看」，實際體驗之後判斷。

人會使用自己較強勢的大腦分區來決定事情，而不清楚自己哪個大腦分區較發達的人，就會難以下決定。不過，**每個人都有發展較佳的大腦分區**，只是自己尚未察覺而已。為了無法決斷而感到煩惱的人，**要先思考自己擅長的大腦分區在哪裡**。

如果聽覺類大腦分區強，不妨基於聽到的資訊做決斷。若是試圖使用視覺類大腦分區，仰賴看到的資訊，那麼，遲遲無法下決定的可能性就會變高。需要注意的是，聽覺類大腦分區過強，也有易受身邊的人影響的缺點。若不留心，恐怕就會根據錯誤的傳聞做出判斷。

視覺類大腦分區強的人，則請用看到的資訊決定。舉例來說，煩惱要不要買某商品時，光聽身邊人的意見是永遠無法有結論的。當然，聽聽無妨，但是最終判斷時，還是該徹底善用自己強勢的視覺分析能力，以所見為憑。運動類大腦分區強的人，則如同先前所述，最好實際使用過後，藉由操作感想來決定。

無論是誰，一定都有強勢的大腦分區。請參考序章的大腦分區特徵，**發現自己的強項，並且有意識地使用它。**

讓左腦的思考類大腦分區發揮功能

左腦的思考類大腦分區，與思考及判斷息息相關。**此區域不發達的人，雖然能理解並遵循別人下達的瑣碎指示，但卻不擅長自發性地思考及行動。**

若更仔細地觀察此分區，能將其分成外側和內側。外側稱為工作記憶（Working memory），負責迅速處理輸入的資訊；內側則與規畫及行動的計畫相關。此處運作時，會促使人們採取行動。若能有效率地運作，便會產生具創造性的行動，這可說是左腦的思考類大腦分區完美發揮功能的案例。

創作的最終必須將腦中的所思所想輸出，讓身邊的人看見。公開前的過程充滿了各種可能性，或許會借助許多人的力量、或許會耗費非常多的時間，也或許會瞬間完成。

若以「創作」一詞總結，也許會讓人覺得過程都差不多，但其實每次都不盡相同。不過，無論是哪一種模式，若是左腦的思考類大腦分區偏弱，應該就無法發揮自發性的執行力了。

回歸正題，人想自發性地行動、做出決斷，就必須讓左腦的思考類大腦分區運作。進一步而言，**也必須讓視覺類大腦分區運作，以了解整體狀況。**

縱然具備決斷能力，若是沒有掌握好發揮的時間和情勢，就會產生誤判。相反地，如果可以讓思考類和視覺類的大腦分區平衡地發揮功能，應該就能下達正確的判斷。

比起「好惡」，要以「邏輯」決定

做決定時，感情類大腦分區也扮演著重要的角色。如果此大腦分區較弱，去店裡挑選衣服時，就容易搞不清楚自己喜不喜歡，因而躊躇不前。

這種情況下，若使用邏輯思考，就能做出決斷。

「我現在比較多藍色系的衣服，所以這次就買紅色系的吧。」

感情類大腦分區弱的人，決定時要以邏輯而非好惡思考。

做決定的難易度，也取決於此事只與自己有關，或和他人有關。優柔寡斷的人，當然更可能迴避會對別人造成影響的選項。太在意身邊的人會如何看待自己的決策，結果便什麼也選擇不了。

在此狀況下，要先摒棄「別人會怎麼想」的念頭，**仔細思考自己最想要的是什麼**。掌握這一點之後，便可貼近自己的心，做出決斷。

檢視內心，面對自己的感受

變得有決斷力的捷徑，是面對自己的感受，清楚了解自己正尋求的是什麼。為了讓這個過程更順利，最好強化左腦的感情類大腦分區。

想強化左腦的感情類大腦分區，重要的是深度了解自己，培育自我分析能力，以及對自己的愛。雖然也有可能會產生自戀傾向，但請**經常對自己保持好奇心**。

具體的練習方法包括一大早照鏡子，尋找自己狀態好的地方，或進行重訓，藉由確認腹部和手臂的肌肉增加，來獲得滿足感。做這些事時，若對自己產生興趣，左腦的感情類大腦分區就會逐漸成長。

擁有利他心，在道德上絕非壞事。然而，此心態若太強的話，自我反省、肯定的時間就會變少。為了讓左腦的感情類大腦分區成長，最好在一定程度上變得自我中心一些。

為公司賣命、鞠躬盡瘁的上班族，是左腦的感情類大腦分區較弱的典型表現。雖然最近這種人愈來愈少了，不過，仍有許多人會扼殺自我，為公司奉獻絕大多數的時間。

這或許也是一種生活方式，但是**為了讓大腦平衡發展，深度檢視自己及內心的欲望也很重要。**

推理他人的「下一步」

想鍛鍊決斷力，強化視覺類大腦分區也很有效。

以眼睛判斷某事之後，需要思考及行動，亦即除了視覺類外，思考類及運動類大腦分區也會密切地連結運作。

在此介紹一個能夠在通勤電車上做的大腦練習法。搭乘電車時，請環顧身邊人的站立位置，觀察他們的表情，在不妨礙他人的情況下，尋找自己能夠站立的縫隙。

電車啟動之後，預測下一站開啟的是左側或右側的車門。接著，一面思考這件事，一面在腦海中勾勒停車時自己該怎麼做。

走出車門外比較好？還是原地不動比較好？邊想像人們的動作邊準備，**當人潮化為視覺景象浮現腦海，應該就能進行正確的判斷。**

觀察電車上的人，經常會有「明明那些人再移動半步，人流就會更加順暢」的想法出現。而若是毫不思考，就完全無法解讀周遭的情況。

乘車時想像身後的人們會怎麼做，進而做好馬上移動的準備，有助於緩解擁擠。同時，對周遭的狀況保持敏感，對大腦也是一種良好的刺激。

此外，若站累了想坐下的話，請觀察坐著的人的表情和動作。假如有人闔上書本或收起手機，在下一站下車的可能性就很大。留意不要對身邊的人造成困擾，移動到感覺會在下一站下車的人前面的話，能順利坐下的機率便會提高。

觀察他人的動作和周遭狀況的變化，亦有助於強化記憶力。擁擠的通勤電車固然令人不舒服，但請試著改變想法，將它視為進行大腦練習的場合。

平時若能訓練自己預測別人的行動，應該就會隨之出現一些對工作有幫助的機會。舉例來說，如果能掌握到上司的行為模式，就可以事先知道他想要什麼並準備。從事服務業的人，則能更加了解客人的需求。

如果順利打造出能察覺這些事物的大腦，肯定會成為「有決斷力的人」、「能幹的人」。

第7章

為何我總是……心浮氣躁

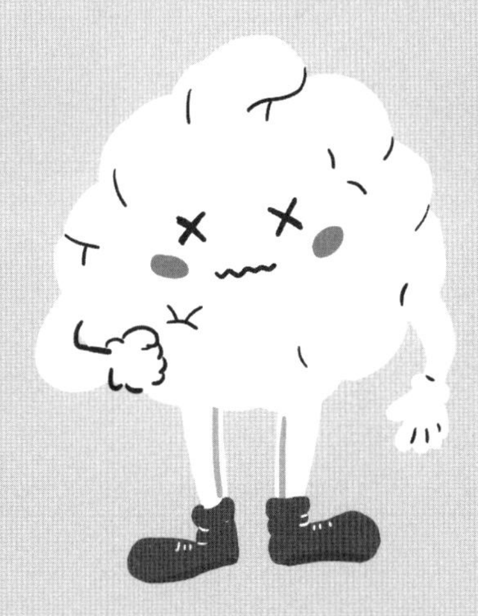

因為不順心，才會感到焦躁

有的人在不順心時會突然發飆或抱怨，容易煩躁。這些人右腦的理解類大腦分區大多不太發達，因此無法察言觀色、掌握狀況。除此之外，對太多事情感興趣而涉獵廣泛、心浮氣躁、缺乏專注力，以及三分鐘熱度，都能歸類為容易焦慮的人。在ＡＤＨＤ（注意力不足過動症）患者身上，也能看到缺乏專注力的傾向。症狀太嚴重，像是同樣問題頻繁發生，或明明有自覺卻控制不住馬上發火時，就該考慮找醫師諮詢。

提升專注力的練習法中，有一種是使用非慣用手，以筷子夾取豆子。因為不習慣，若想做好，就必須聚精會神。持續這個訓練，有助於提升集中力、紓緩焦躁。

也有一種人是因對外部狀況太敏感而焦慮。這種情況就不是理解類大腦分區偏弱，而是右腦的感情類大腦分區太發達，所以過度受到外界影響。

明明有想做的事，卻因朋友邀約而馬上改變預定行程的人，對各種事情都感興趣，容易受影響。不過，他們也不太會懷恨在心。許多案例都顯示，這種人的記憶類大腦分區較弱，因此馬上就會忘記眼前的事，將注意力轉向下一件事。

想消除焦躁之前，請先分析自己的情況是哪一種。

反應前先深呼吸，緩一緩

前面提到，人在不順心時會焦躁。也就是說，**一旦發生意料之外的事，大腦就會因無法應對，而感到惱火**。

參加全程馬拉松，順利抵達終點後，假如聽到工作人員說：「終點設錯了，要再跑五公里才算完賽。」大多數的人應該都會火冒三丈地怒斥：「開什麼玩笑！」

這是因為大腦以為我們已經抵達終點而關機，而重新開機需要相當大的能量。大腦討厭如此，因此發送了焦躁的訊號。

那麼，為了避免這種狀況，該怎麼做才好呢？

解決方法，是**擴大心中的「預料範圍」**。無論發生什麼事，如果還在自己的設想之中，我們就不會因此著急。

和某人說話，對方遲遲無法理解，快要煩躁起來時，就告訴自己「對方無法馬上明白是預料之中的事」。心情平復後，應該就能冷靜地想「說不定是自己的說明太差勁了」。聽到別人說了不中聽的話，也可以不慌張地認為「對方只是無意間脫口而出，沒有害我心情不好的意思」。

無論如何，避免馬上做出反應，試著先深呼吸緩一緩。光是如此，便可使大腦沉著下來，內心愈來愈平穩。即使周遭的狀況或對方的性格不變，只要自己的想法轉變，就能讓焦躁的原因一口氣驟減。

進行「不馬上反應的練習」

舍妹自年幼時期就相當俐落，處理事情的速度經常是我的三到五倍。年逾五十後，我總覺得她的速度變得更快了。

有一次回老家時，我問她：「為什麼妳做事這麼快？雖然媽也很快，但是妳更快。」

妹妹答道，她**將平常生活中的事分成該反應與不該反應兩類**。具體來說，若在職場聽見別人提起私生活等與工作無關的事，她便不會做出多餘的回應。被問及家庭和嗜好等時，也不會詳細說明，而是委婉帶過，專注於公事上。有時被人突然一問，可能會下意識回答，所以平常便要在腦中告訴自己不要反應，並確實依此行動。

除了必要的事情外，不參與任何談話，就能不慌不忙地完成工作，效率也會提高。工作完回到家，便切換成不對公事有反應的狀態，專注於私生活。

若能養成這種公私分明的生活型態，應該就能活得更豐富飽滿。尤其假日不處理公事，焦躁應該就會大大減少。

如今的我比從前更加忙碌，但因為效仿妹妹**在一天之中設定「不反應的時間」，再加上一週設定一天對工作「完全不反應的日子」**，效率反而提高了，煩悶的情緒也減少，變得更加積極。

如同這些例子所示，進行「不馬上反應的練習」，有助於消除焦躁。

練習妥善轉換大腦運作

請記得，**一旦「大腦分區轉換」急遽發生，人就容易感到焦躁。**

大腦分區轉換，是指某個大腦分區正在集中活動時，試圖運轉其他大腦分區的行為。只要產生這種情況，人就會非常不安。

舉例來說，有人問你「告訴我你昨天早上做的十件事」，於是你開始回憶。思考過程中，他又突然說「現在馬上出門搭公車」的話，你會怎麼反應？應該會煩躁地想「我正在思考別的事情，不要突然叫我這麼做」吧。

正在使用記憶類大腦分區，思索昨天早上做的事時，突然必須出門搭公車，改用運動類大腦分區。大腦分區轉換急遽發生，因而感到焦躁。

為了避免這種情況，最好進行熟悉大腦分區轉換的訓練，使其順暢運作。

最簡單的練習方法是「**試著改變使用手機的手**」。原本以右手操作的人，請試著換成左手。如此一來，大腦的運作也會逐漸改變。

商務人士深思熟慮擬定事業上的計畫時，思考類大腦分區會活動。若已接近最後階段，則不妨開始蒐集資訊，讓理解類大腦分區運作；或站起來四處走走，活化運動類大腦分區。

像這樣進行切換大腦開關的訓練，**讓不同系統的大腦分區有意識地運轉，**應該能慢慢改善容易焦躁的性格。

刻意開啟感情類的大腦開關

減少焦躁的另一個方法，是**留意自己的「大腦開關」**。

大腦中其實有生物物理性的開關，但我們無法看到那個開關，或用手按下它。右腦的感情類大腦分區，是受他人情緒影響的開關；左腦的感情類大腦分區，則是能自己控制的開關。

在此，不妨轉換一下思考方式。假設有因他人而感到焦躁的開關，以及自己引發焦躁的開關，那麼，我們可以進行大腦練習，**區分焦躁是因自身或他人的情緒發生**。如此一來，就能刻意干涉大腦的運作，減輕情緒。

首先假設腦中有「焦躁的開關」，感到煩悶的話，就是開關開啟了。此時不要試圖抑制，讓它運作一陣子。

要開啟左腦的感情類大腦開關，**可以心想「只能焦躁五分鐘」，故意讓情緒顯露**。五分鐘後關閉開關，一口氣平靜下來。要開啟右腦的感情類大腦開關，則可以刻意回想從前別人對你說了某些討厭的話，導致情緒受到影響的經驗。

重要的是「焦躁能夠控制」的想法。

如果能做到的話，就可以有效地利用腦中掌控情緒的開關。

第8章

為何我總是……恐懼社交

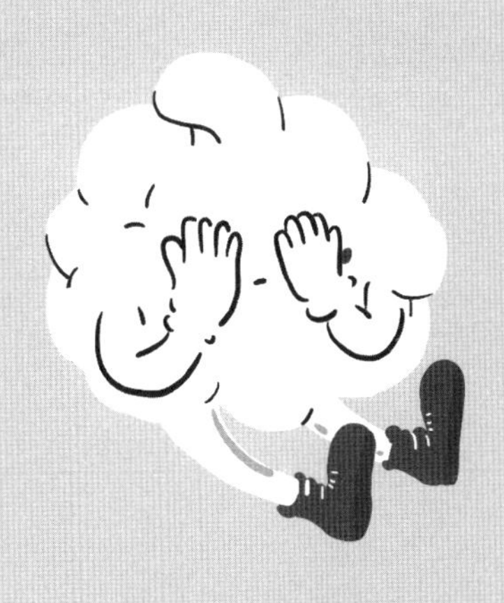

因為不了解對方，所以覺得恐怖

常常有患者向我諮詢害怕他人、社交恐懼症的問題。許多案例明明想和其他人交流，但是因為覺得「對方很恐怖」，所以在接觸前就忍不住避開。

其實，我也有過一段非常害怕與他人接觸的時期。我的視覺類大腦分區太過發達，容易從人的表情獲取過多資訊，然後因自己無法完全處理那些資訊，而畏懼和他人見面。

為了「害怕他人」而煩惱的人，就像從前的我一樣，在多數的情況下無法直視對方的臉。雖然手段有點激烈，但是為了克服這個問題，要**盡可能與他人接觸，並習慣人們的眼神動作**。如此一來，恐懼感自然就會變淡。

一開始或許會非常慌張。若是如此，在道別後試著抓住對方的眼睛特徵，畫下似顏繪，能夠幫助你冷靜地看待他們。

對他人產生恐懼的最大原因是「不知道對方的確切資訊」。以恐怖片為例就容易明白，在完全不知道劇情的狀態下觀看，明明非常可怕；但若事前被劇透，就一下變得不恐怖了。

人際關係也是一樣。製作「劇透」，對方就會逐漸變得不恐怖。這跟比起直接宣告「我持有凶器」，散發出「他或許持有凶器」的氛圍更可怕一樣。不了解對方，恐懼就會被放大。

因此，我們要盡可能獲得有關對方的情報。任何事都無妨，可以是出身地，也可以是年齡或嗜好。資訊越多，恐懼感就越少。

請記住，**人的大腦對曖昧不明或不穩定的事物非常敏感。**

先從「喜歡自己」做起

透過ＭＲＩ影像診斷業務員的大腦，經常會發現其右腦的扁桃體及周邊的感情類大腦分區非常發達。這是平常會與許多人見面的人的特有模式。相反地，對他人心存恐懼的人，此部分便不太發展。

我們已經知道，越是與人接觸，感情類大腦分區就會越發達。所以，想克服社交恐懼症，就要打造和初次見面的人多說話的機會。

舉例來說，**造訪咖啡廳、餐廳或購物時，不妨試著和店員說話**。這個方法的優點是因為對方從事服務業，就算被突然搭話，也不會露出不悅的表情。

話雖如此，應該也有人即使理性上明白，但不管怎樣都不想與人交談或見面，覺得與他人交流，自己就會受傷。

當我了解後發現，這些案例除了對方之外，對自己的事也不太清楚。認知自己心情的能力由左腦的感情類大腦分區掌控，若是此處不夠成熟，就會太受他人的情緒影響，心想「我就是不想見人」，而變得固執。

我們得先釐清，**右腦的感情類大腦分區，越與人見面就越成長；而左腦的感情類大腦分區，則是越了解自己越成長。**

無法完全捨棄「不想見人」這種情緒的人，可以透過培育對自己的愛、產生自信，進而緩和對他人的恐懼感。

要培育對自己的愛，不妨從早上起床後，先確認自己的臉開始。養成仔細觀察自己的習慣，像肌膚的狀態如何、是否出現黑眼圈等，便能發展左腦的感情類大腦分區。如果能做到的話，社交恐懼症應該就會漸漸減輕。

請先努力了解自己，試著對自己感興趣。

以扮演角色的心情社交

學習演戲也是減輕社交恐懼症的方法之一。**嘗試將對他人的恐懼感，當作是因為自己心中不存在一個「能睿智地臨機應變」的角色。**

如同在扮演戲劇中的人物一般，要學會轉換為截然不同的人格。在心中打造一個「能與他人對話」的角色，應該就能在扮演他時，成功與別人接觸。

若覺得演戲的說法太誇張，不妨試著模仿擅長與他人接觸的人。如果身邊有同事或朋友能從容地和任何人對話，就觀察他的說話和行動方式，掌握特徵，試著仿效。

有些人很難用母語與第一次見面的人接觸，但若使用外語，就能毫不畏懼。學習外語、和外國人對話，漸漸習慣並消除恐懼，應該也是一種方法。

之所以覺得別人恐怖，是因為太過在意對方。

如同前篇提到的「愛自己」，太過在意對方的人，請更在乎自己一些。

撥出更多時間，試著重新檢視自己。可以接受健康檢查、去美容院讓身心煥然一新、慢跑，或者去健身房鍛鍊身體。

總之，以自我為優先、提升自己，左腦的感情類大腦分區就會逐漸發展。

開始對自己感興趣之後，應該就不會太介意身邊的人了。

有時間在意周遭的目光，不如將時間和金錢花在投資自己身上。

第9章

為何我總是……忘東忘西

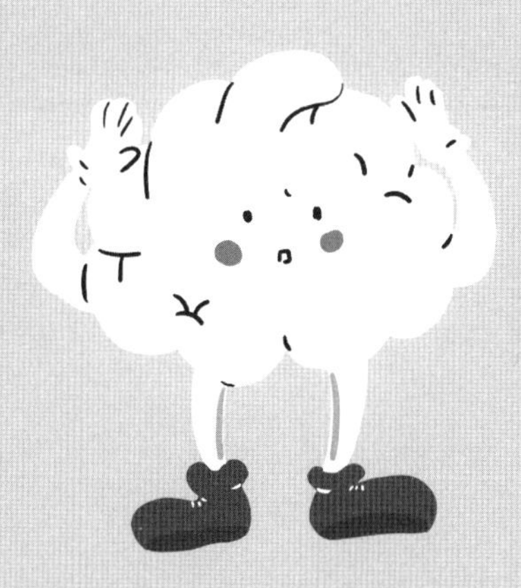

年輕世代的記憶力正在急速衰退

我經常覺得「這個時代變得很驚人」，尤其是在有機會與十至三十歲的人互動時。理由是我認為他們的記憶力正在急速衰退中。

前幾天，我在藥妝店買東西時，想要索取收據。店員問我：「備註的地方要怎麼寫？」我回答：「請寫醫療用品。」這時，目測二十多歲的店員因為不會寫醫療的「療」字，而停止了手上的動作。

確實「療」字不簡單。然而，他在藥妝店工作，應該會頻繁接觸到這個字，所以理所當然該知道怎麼寫。

之所以產生這種現象，肯定是因為近年來人們的**「記憶習慣」遭到破壞，也就是數位化、智慧型手機流行的緣故。**

數位社會來臨前的類比時代，我們過著頻繁使用記憶力的生活，包括記住別人的電話號碼，或手寫下不認識的字等等。反覆這麼做，得以持續給予大腦刺激。

但是，受到數位化、智慧型手機流行的浪潮衝擊之後，這種習慣已逐漸消失了。

別透過網路確認天氣

如今，我依然經常想起生前是漁夫的祖父。祖父的一生和智慧型手機及數位化扯不上邊，他重視過去獲得的經驗，利用各種資訊進行判斷，例如在預測海象時，會用體感而非氣壓計。

事實上，身為一位漁夫，不這麼做，也的確是無法活下去的。雖然打開報紙或電視就能獲得天氣的資訊，但若想準確知道出海地點的天候，就非得自行判斷不可。

「西北方的雲很黑，接下來天氣會變差。」

「一定會吹反方向的風，浪也會變大，所以現在最好不要出海。」

不需查看天氣預報，祖父一邊看著大海，一邊理所當然地說道。他將未數位化過的資訊歸納於腦中，使用大腦中存放的數據分析，最後得以做出正確的判斷。

現代人使用大腦的方法和祖父一輩迥然不同。人們不再從外在世界汲取未經數位化的情報，而是直接透過科技的力量獲得資訊。以前的資料處理是透過大腦進行，如今則由電腦代勞。**許多人因此放棄了自行獲取資訊並分析的習慣**。結果，明明從天空就能看得出來，但若不透過網路確認，便無法預想到之後會下雪。

這正是因為現代人不信任自己的大腦運作，也無異於人腦的退化。「健忘」的煩惱正變成普世問題，這實在非常恐怖。

試著走和平常不同的路

隨著數位化及智慧型手機流行，今後，「智慧型手機失智症」的患者應該會急遽增加。

阿茲海默型失智症的發病原因是老化，但**智慧型手機型失智症所導致的認知功能低下則和年齡無關**，這點尤其令人感到害怕。

過度使用手機而造成認知功能低下，一旦出現症狀，健忘的情形當然就會變得明顯。對事物的記憶力也減弱，甚至經常連今天做了什麼都忘記。

阿茲海默型失智症占了失智症的七成，觀察患者的大腦，會發現其他地方沒有衰退，只有與形成及累積記憶息息相關的海馬迴正在萎縮。

海馬迴萎縮，導致難以形成記憶。常見的案例，包括外出後便記不得路，因此無法回家。記憶力衰退，使人想不起曾走過的路。

即使沒有罹患失智症，**如果覺得自己變得健忘，請有意識地將新的資訊輸入腦中**。其中，視覺資訊能特別有效率地刺激大腦，因此我們最好將自己置身於新環境中，移動視線，欣賞至今從未看過的景色。

散步時，若挑選和平常不同的路，或許會發現不曾見過的花開了。在電車上也別一直盯著手機，試著眺望車窗外的景色，可能就會發現新的店家，心想「下次去看看吧」。

請刻意離開智慧型手機與數位化的環境，積極打造**直接透過眼睛觀察大自然變化，刺激大腦的時光**。

將景色烙印在記憶，而非手機中

如同第1章中所提到的，重考第二年的一開始，我過著僅在重考班和自己房間中往返，一成不變的生活。

然而，「搭乘電車前往高尾山」這個新習慣持續一個月左右後，我得以看到各種景色，成為前所未有的體驗。這件事刺激了海馬迴，將大腦導向好的方向。我之所以能有今天，應該是因**為它對大腦引發了蝴蝶效應**。

從中，我明白到，在自己的大腦中建構不斷輸入新鮮資訊的機制很重要。想擺脫健忘，就必須重複接收新的資訊，並將其納入腦中。

但如今這項工作全由電腦和手機代勞，使用大腦的機會隨之驟減。舉例來說，過去當美麗的景色出現在眼前時，我們會大受感動，並試圖用眼睛捕捉它。當然，應該也會拍照，但是張數有限。

如今又是如何？心想：「好美的景色！」的瞬間，就會拿出手機，沒完沒了地一直按快門吧。**許多人在當下，會因覺得「留下紀錄了」而感到安心，並未將景色好好地烙印在自己的腦中。**這種行為模式，剝奪了讓大腦活躍運作的機會。

遇見美麗的櫻花在眼前盛開時，馬上讓位於右腦後方的視覺類大腦分區反應，感動地心想「多麼美啊」，是正常人的內心活動。然而，被數位化的社會吞噬後，覺得櫻花好美的瞬間，若沒有先上網搜尋，確認它是「知名的櫻花」，就無法打從心底感動於其美好之處。

過度數位化就像這樣，對人性造成了不必要的破壞。

用眼睛看、用鼻子聞，親身體會

我一貫主張日本文化之所以如此出色，是因為它極為堅持老派的生活模式，也就是觀察周遭的氣氛和氛圍，重視「感覺」。

以歐美為主的其他國家，基本遵循語言化的事物來決定行為規範，最易懂的例子，就是基督教的《聖經》。西方人的道德觀基礎，可說是建立在文字化的《聖經》上。

但是，日本並不存在可成為行為指引的書籍。**「不用白紙黑字寫下」的現象，在日本文化中隨處可見。**我常舉的一個例子，是落語家的故事。

要成為落語家，就要拜某人為師，學習段子。市面上並沒有販售「如何成為落語家」的工具書，師父和師兄也不會親自陪你練習。

那麼，要怎樣才能學會段子呢？必須就近觀察師父和師兄的技藝，以自己的方式心領神會。這種技術的傳承以職人為首，存在於日本文化所及之處。

但是這樣的文化，似乎有漸漸遭人輕視的趨勢。過去，日本非常重視「用眼睛看、用鼻子聞，親身體會」，但隨著網路出現，人們不再觀察師父和教練的身影，而傾向利用網路輕鬆學習。

話雖如此，世上應該會繼續捨棄老派的作風，愈來愈數位化吧。

從生物學的觀點來看，**人腦今後會朝數位規格進化，而非數位化的大腦則會逐漸衰退。**

回歸「老派風格」

維持老派作風，能為大腦做的事就如恆河沙數。舉例來說，練習書法也是其一。

練習書法，會使用平常不用的毛筆寫字。做不習慣的事，對大腦而言意謂著刺激。此外，**臨摹也會給予視覺類大腦分區刺激。**

我認為，說日本人孕育的文化是「沒有記憶力就無法形成的文化」也不為過。四季分明，因此必須按照季節進行農務，若是忽略這一點，就無法成功收穫。這種先天條件，使日本文化變得獨特。

敏感掌握季節的更迭，事先做好準備，是日本文化的特徵。和人見面前準備伴手禮的舉動，也可說是在準備與人見面。

沒有記憶，就無法妥善計畫。因為有在腦中事先想起，所以能展開準備。

有數據指出，相較於歐美人，**日本人即使失智症發作也不易惡化，且壽命較長。**

日本文化的本質，是未經數位化的老派風格。乍看之下，或許會覺得跟不上時代，但是這種風格，反而更能讓大腦一直健全地運作。

與其因為方便而仰賴數位裝置，請更常使用自己的大腦，努力使其活化。

這就是用來消除「健忘」的最佳方法。

讓大腦不斷運作，它就會全速運轉

維持記憶力需要不斷接觸各種資訊，主動驅動複數大腦分區。若習慣使用數位裝置，適應能力高的大腦就會認定不必運用自己的能力記憶。為了避免這種情況發生，必須讓它持續運作。

有次接受雜誌的採訪時，採訪者一面簡單地做著筆記，一面傾聽我說話。那情況非常罕見，所以我如今還印象鮮明，因為多數人是用錄音筆錄音。後來閱讀報導時，更發現我說的內容被彙整得非常好。

採訪者讓自己的大腦全速運轉，將我的話化為記憶儲存在腦中。如果徹底善用大腦原本具備的能力，它就能毫不困難地發揮與錄音筆一樣的作用。

第 10 章

解決疫情後的大腦劣化

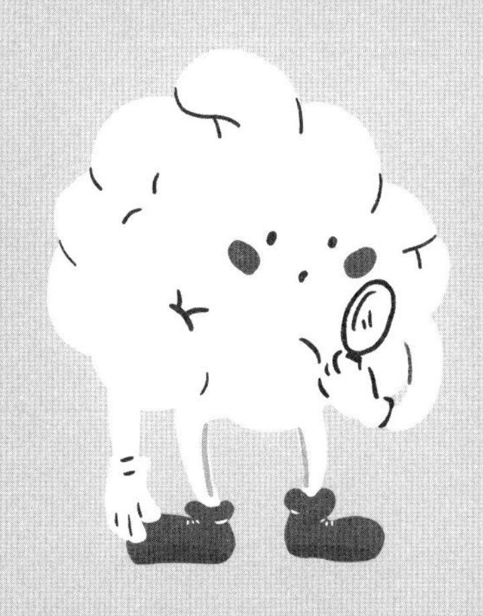

疫情對八個大腦分區，分別造成了什麼影響？

二〇二〇年春季，新冠疫情開始蔓延，我們的日常生活被迫有了重大變化。可以將那三年視為**大腦的功能和靈敏度愈來愈遲鈍**的時期。

我為了抑制感染風險，不得不更加嚴格地自我管控。因為一旦感染新冠肺炎，就會對患者造成困擾。

正如在〈序言〉曾提及，生活型態的變化，當然也對大腦的運作造成了莫大影響。在此略述疫情對八個大腦分區造成的影響。

最受波及的是運動類與傳達類大腦分區。除此之外，**感情類及視覺類大腦分區受到的傷害也不可忽視**。

「觀看」和「活動」在大腦中有強大的關連性，因此，「行動限制」儼然是抑制了視覺類和運動類大腦分區。

線上交流雖然增加，但在線上時，人們只會進行最低限的必要交流。因此，負責感受他人情緒的右腦傳達類大腦分區也衰退了。

此外，沒機會與人對話，沉默的時間變長，對聽覺類大腦分區也有影響。話說得少，聽覺就會變弱。為了補足此部分，有許多人開始常收聽廣播。

雖然影響幅度較小，但思考類、理解類和記憶類大腦分區，也個別受到了負面影響。

因為新冠疫情，使得人們的生活環境改變、大腦運作衰退，是無庸置疑的事。然而，**「克服一個煩惱或危機後，大腦肯定會成長」**。

接下來，我將依八個大腦分區分類，具體介紹能化危機為轉機的行動提示（大腦練習）。

每天手寫記下一個小發現——鍛鍊思考類大腦分區

思考類大腦分區會發揮「挑起意願」的作用。此時，重要的是「選項」的數量。行動的可能性和選項越多，人生就會變得越有趣，工作及生存的意願也會提升。

疫情蔓延之前，思考類大腦分區沒什麼需要擔心的事，能盡情運作。**透過自由地從許多選項中選擇，此大腦分區受到刺激，也被鍛鍊了。**然而，此行為因自肅生活受到抑制，大腦運作趨緩，我們的思考能力也隨之降低。

更甚者，大腦很難只準確降低特定區域的運作。一旦被吩咐「不能做〇〇」的話，大腦會選擇「全部不做」，而不是只不做〇〇。舉例來說，若被告知「不能使用拇指」，大腦會選擇「不使用手腕以下」，而非「僅僅不使用拇指」這個比較困難的行動。

同理，被吩咐「不能去公司」的話，大腦也會對除此之外連帶產生的各種行動設下限制，例如社交、在意周遭的動作、聽別人的閒聊、下班後購物……等等。

正因如此，此時必須進行鍛鍊思考類大腦分區的練習。我建議的行動是「像寫日記般，每天在筆記本寫下一個新發現」。**重要的是用手寫**，因為這會對思考帶來新的刺激。

內容是小事也無妨。「家裡到車站的路上開了一家花店」、「便利商店上架了新的泡麵」、「常去的咖啡館來了一位新店員」……這種程度即可。習慣寫下新發現之後，就會隨時思考「今天要寫什麼」、「有沒有新鮮事」，思考類大腦分區每天自然而然地得到鍛鍊。這個方法雖然簡單，卻也是可望獲得莫大效果的「大腦練習」。

試著尋找喜愛的事物——鍛鍊感情類大腦分區

你是否覺得最近感動的次數明顯減少了呢？

新冠疫情對感情類大腦分區的最大影響，是**與人的交流變少、人際關係中的情緒起伏降低**。

因為與人接觸減少，喜怒哀樂等情緒的運作也變得遲鈍。作為給予此大腦分區刺激的練習，我建議各位「尋找喜愛的事物」。

進入意外發現的藝廊，尋找喜愛的畫作；去公園散步，尋找喜愛的花草；瀏覽Instagram，尋找喜愛的建築物；在介紹世界美景的網站，尋找喜愛的風景；櫥窗購物時，尋找喜愛的包包；翻閱雜誌，尋找喜愛的手錶……

無論在現實中或網路上都請持續，這會給予感情類大腦分區好的影響。

人以右腦感受他人的情緒，以左腦產生自己的情緒。情緒變得遲鈍，意味著這兩個感情類功能處於低下的狀態。透過尋找自己喜愛的事物，能給予左腦的感情類大腦分區刺激。

不過，新冠疫情不單只讓感情類大腦分區的功能低下，**也具有萌生新情緒的「效用」**。舉例來說，許多人之前會因工作所需而參加職場應酬，但因疫情限制，飲酒聚餐變少，拒絕出席也因此變得容易。應該也有人切身感覺到，不少應酬是「明明沒有必要，因不得已才參加的」。

像這樣，原本被視為「理所當然」的感受一掃而空，讓人們得到機會，可以再次思考適合自己的生活型態。

因為「太受身邊的人影響」而煩惱著的人，也不妨將新冠疫情視為重新思考的契機，重視個人的生活方式、人生的立足點，以及自己的感受。

試著在社群媒體上自我宣傳——鍛鍊傳達類大腦分區

由於線上活動普及，與人見面、主動發送資訊等交流的機會大幅減少了，傳達類大腦分區的運作也受到相當的抑制。應該也有人時常因為在線上無法妥善向對方傳達自己的想法，而感到焦躁。

觀察前來診所的患者也能深切感受到，原本透過與人對話來調整生活節奏的人們，現在正飽受煎熬。

舉例來說，若非新冠疫情，有些學生應該不會選擇離開學校。有學生曾說「大學不適合我」，入學一年左右便選擇休學，結果真的中輟了。假如他在學校裡交到朋友，應會有人朝他伸出援手，導致狀況有所改變吧。

傳達類大腦分區使用的溝通能力，通常依賴目光接觸或共享同一空間所產生的氣氛，所以很難在線上互動時讓直覺運作。

線上會議時，所有人都身處在不同空間，從畫面感受不到對方的任何情緒，因此無法培育透過共享氣氛，來察覺和感知人際關係的能力。

近來，人們逐漸再次認知到線下見面的價值和重要性。**處理困難的問題時，大腦會傾向當面交流**，這導致了面對面的價值被重新評估。

話雖如此，應該再也無法回到從前全部實體接觸的模式了。如此一想，使用、培育傳達類大腦分區的方法，也有可能趁此機會改變、進化。

想重振傳達類大腦分區運作，**「當面交流」和「多人聚會」將成為最大的刺激**。若難以達成的話，透過Instagram和YouTube等社群網站自我宣傳，也可稍微恢復衰退的功能。

從喜愛的作品獲得新發現——鍛鍊理解類大腦分區

愈來愈多人因「最近想不到好創意」、「對新的事物不感興趣」、「別人說的話無法迅速進入腦中」而困擾著。這有可能是因為理解類大腦分區正在衰退的關係。

創意是在理解類大腦分區產生的。此分區的作用，包含整合性地解讀各種資訊，將其分門別類或者組織起來，而這正是孕育創意的過程。

但是，由於日常行動長期被限制，「預料之外的事」變得難以發生，**理解類大腦分區也只能產生「預料之內的見解」，理解的幅度在不知不覺間變得相當狹隘。**

例如，從前舉辦新商品的創意會議時，大家通常會聚集在實體會議室，進行腦力激盪。開會時間容易拖得很長，但也常有在場的某人提出意料之外的一言，而激發想法，最後由眾人將之發展成一個好企畫的情況。或者，應該也有許多人經歷過原本在討論A議題，但是結束之後，從中產生出B創意的經驗。

相對地，線上會議大多能早早出現結論，但是難以由閒聊產生令人驚艷的創意。因為線上交流無法使理解類大腦分區充分運作，產生想法和靈感的機會於是減少。

那麼，該如何刺激理解類大腦分區呢？

「發現」很有效。挖掘至今沒有察覺的事，會成為莫大的刺激，促成新的理解。

雖說是新發現，但也不必想得太難。重看過去曾為其大受感動的書或電影即可。**因為將過去的理解和現在的理解做對比，就能獲得新的發現。**在疫情期間，我也曾經邊回憶從前的事，邊看了《回到未來》這部電影。我已經忘記了其中很多場景，理解類大腦分區因而受到刺激，感覺像第一次看這部電影那樣，為之觸動。

活動身體，轉動眼球——鍛鍊運動類大腦分區

我認為，**在新冠疫情自肅生活的三年內，人的健康壽命縮短了不少。**

眾所周知，體驗過宇宙的無重力狀態後，回到地球，運動能力會瞬間下降。而自肅生活和這件事的本質相同，不過是在長時間內緩慢地發生。今後，數據會漸漸顯現人的運動能力如何因自肅生活而衰退。而怎麼克服它的負面影響，則是我們正在面臨的新課題。

具體而言，遠距工作、不太散步、外出次數變少，**鍛鍊抗重力肌的機會大幅降低**，都對運動類大腦分區造成了負面的影響。

抗重力肌是指「對抗重力、保持體態的作用肌」。背部、腹部、臀部、大腿和小腿肚等肌肉會藉由伸縮來保持身體平衡，而避免外出、不活動身體，

抗重力肌運作的時間就會變少，久而久之，抗重力肌之間的平衡就會亂掉。尤其長時間坐著工作的話，下半身的抗重力肌會退化，導致失衡。

此外，人的肌肉理所當然地會隨著老化而萎縮。高齡者若是減少外出，增加坐著看電視的時間，下半身的抗重力肌就會加速衰退。

因戴口罩而減少氧氣攝取量，對運動類大腦分區的影響也很大。戴著口罩時，身體自然會停止活動。

那麼，想刺激運動類大腦分區，該怎麼做才好？

簡單一句話，就是「活動身體」。輕鬆地伸展、重訓、慢跑，什麼都可以，請至少將一種活動身體的新習慣納入生活中。其中比較簡單的是挖掘新的散步路線，試著走三十分鐘到一小時。

較不為人知的是，**不活動身體，減少對運動類大腦分區的刺激，也會使得外眼肌的肌力低下，對「眼睛」造成負面影響。**

眼睛由左右各六條，共十二條的肌肉支撐著，其中外眼肌控制眼球的運動。如果負責驅動眼睛的肌肉退化，是很大的負面因素。**不頻繁轉動眼睛，會產生各種消極的影響，如思維不夠靈活、無法轉移注意力、無法調整心情等**，許多人因此鬱鬱寡歡。

除了注意腰腿的健康，也不能忽視支撐眼球的肌肉。長時間盯著眼前的電腦或平板螢幕看，會大幅減少眼睛活動的時間。進行恢復外眼肌功能的訓練是必要的，前面提到的每天散步一小時左右也能成為有效鍛鍊，因為在戶外走路時，眼球會自然地隨著周圍的景色移動。

若是在室內，請早午晚各花一至二分鐘，上下左右轉動眼球。一天三次，合計五至六分鐘左右，是較為理想的時間。

總之，避免長時間盯著一處非常重要。這不僅有助於大腦練習，還能預防滑手機造成的近視。

透過發聲，確認自己的記憶——鍛鍊聽覺類大腦分區

遠距在家默默工作的時間變長了。雖然同樣在上班，但是幾乎不會和任何人對話，只是面對著電腦。長久下來，聽覺類大腦分區當然會衰退。很多人可能會因為與人交談的機會降低，而不再投入心力注意別人在說什麼。此外，也有許多人因為說話的次數變少了，而不再頻繁聽到自己的聲音。

無法聽到自己的聲音，那會發生什麼事呢？答案是記憶力降低，尤其是對他人說過的話語的記憶力。

人在聆聽自己說話時，會注意到「剛才的語調上揚了（下降了）」，自然地調節聲音。這意謂著左腦的海馬迴正因此受到刺激。

觀察那些不太出聲的人，能看得出右腦側的聽覺類大腦分區因為常聽別人

說話而發達，左腦側的聽覺類大腦分區和記憶類大腦分區則較衰弱。**聆聽自己的聲音很重要，因為這和生成「語言的記憶」有關。**

要鍛鍊聽覺類大腦分區，最好的方法就是與人對話。但是對獨居且不太外出的人來說，與人說話的機會不多，也因此很難聽到自己的聲音。這種情況下，有兩種練習方法可以參考。

第一種是試著自言自語。從大腦的機制來看，自言自語是透過發出聲音後自我傾聽，藉此反芻記憶，並將訊息輸入大腦的行為。**透過發聲，我們得以確認自己的記憶。**

考慮到聽覺類大腦分區的運作系統，最好說一些有助於溝通的自言自語，而非單純的嘀嘀咕咕。舉例來說，**可以對電視或廣播的新聞發表感想**，像是「這位評論家的發言真傷人」、「明知酒駕不好，為什麼還是犯錯」等等。

如此一來，除了聽覺類大腦分區之外，理解類和傳達類大腦分區也會受到刺激，提升效果。

另一種方法是朗讀。雖然像是在自吹自擂，不過我監製的《寝るまえ1分おんどく366（暫譯《睡前1分鐘朗讀366天》）》（西東社出版）是本長銷書，若想鍛鍊聽覺類大腦分區，建議朗讀這本書。

朗讀時，可以採用「腦科學朗讀法」此一強調名詞和動詞的方法。舉例來說，朗讀「大腦越使用越靈光」這一句話時，要用力、大聲地朗讀「大腦」、「使用」。**透過增添抑揚頓挫，名詞和動詞會被強調而留在腦中，容易記憶**。為了確實聽見自己的聲音，請務必採用此方法。

每天從固定的地方觀察天空——鍛鍊視覺類大腦分區

誠如上述，活動身體和用眼觀看，在大腦的運作中具有強大的關連性。運動時，負責看東西的視覺類大腦分區也會受到刺激。

窩在家的時間因新冠疫情變長，看到新穎事物的機會隨之減少。如果這種生活習慣持續，對於視覺類大腦分區而言，可謂是個受難的時代。

因為有電腦和手機，主要用於閱讀文字的左腦側視覺類大腦分區受到的影響較少；但是，負責處理非語言類資訊的右腦側視覺類大腦分區，退化的情況就相當嚴重了。

鍛鍊視覺類大腦分區的方法是「觀察」。可以在網站上欣賞畫冊，從中尋找喜愛的作品。即使不是畫作而是照片也沒問題，請試著思考「為什麼我喜歡這幅畫（照片）」。這有助於意識到自己的喜好和情感，能培育感性。同時，這和感情類大腦分區也有關，因為視覺性的事物比較容易刺激情緒。也推薦觀察花卉、昆蟲和金魚等會持續成長的生物。我家有飼養獨角仙，我每天都會觀察牠，這和視覺類大腦分區的記憶有所連結。

每天從相同位置觀看天空有何不同，也是很好的練習。試著說出「太陽今天在比較高的位置」、「天空比昨天藍」，可以同時刺激聽覺類大腦分區。

視覺類大腦分區和人的生活能力及生命力也密切相關。想睡覺時會閉上眼、醒來之後則會睜開眼，視覺系統便是如此影響著我們的意識層級及大腦的清醒程度。此大腦分區發展蓬勃時，人會較有活力；感到情緒低落、鬱鬱寡歡，則是運作較為低下時。**沒精神、提不起勁的話，會被建議要「保養眼睛」**，道理也是由此而生。

在日常生活中建立新的習慣——鍛鍊記憶類大腦分區

視覺經驗減少，導致右側處理非語言資訊的記憶類大腦分區有相當程度的退化，是疫情對此分區最顯著的影響。另一個缺點是，**與語言記憶相比，經驗記憶減少了。**

此外，全球失智症人口正逐漸增加，也是極為重要的問題。認知功能低下，是指記憶迴路的衰退。由於新冠疫情，日本政府禁止高齡者專用設施進行會面和探望，老年人也無法參加設施內外的活動，大腦受到的刺激減少，使其認知功能降低。而我認為，這個狀況不只在高齡者身上發生，連上班族也無法例外。**在漫長的新冠疫情中，所有人罹患失智症的風險都提升了。**

疫情三年對記憶類大腦分區而言，簡直是黑暗時代。大腦一旦停止活動，能力就會在二、三週內迅速降低。由此可知，三年是非常漫長的時間。

今後我們將面臨的問題，是該如何維持因新冠疫情而喪失、以記憶類大腦分區為核心的認知功能，並盡量進一步使其逐步提升。

為了恢復記憶類大腦分區中衰退的部分，我的建議是**重新檢視每日的例行公事，並將新的習慣納入日常生活中。**

每天做五分鐘伸展，或者早上外出散步一小時。星期天不要只是在沙發上滾來滾去，而是設定某個目的，至少出門一次……建議像這樣，確立自己每週的活動計畫。

另一個重要的建議，是「增加與人的交流」。每天和人說話、見面，對記憶類大腦分區也很重要。

更輕鬆的做法是每天收聽廣播或收看電視，並從中尋找自己感興趣的對象，獲得刺激。雖然最理想的情況是實際與人交流，但若是難以達成，在電視、廣播或網路上「相遇」，應該也有效果。

腦內科醫師實踐的「保持大腦健康的例行公事」

前篇建議各位重新檢視每日的例行公事，在此則介紹我自己的例行公事，以供參考。

我通常在早上七點過後起床。因為會留意確保自己睡足七小時以上，所以倒推回來，晚上十一點半前就要就寢。若感覺睡眠不足時，便提前上床，即使只是一天的睡眠時間亂掉，也會注意務必要在隔天恢復原本的作息。

稍微吃點早餐並淋浴，八點多出門。診所開始看診之前，會散步一小時左右。為了在路上有新的發現，我事先設定了好幾條散步路線。不總是走同一條老路，時不時地改變，這對大腦練習很重要。

上午十點開始看診，中間用午餐，繼續工作到傍晚六點半。六點半起為一小時左右的面談和採訪，結束後吃晚餐。雖然提早一點比較好，但我的晚餐時間大多落在八點前後。

就生理時鐘而言，傍晚六點後是一天當中血壓最高的時間。也就是說，這時感受到的壓力也是一天中最多的。過了這個時間，大腦就會分泌褪黑激素，準備就寢。

我最近遵循著這個生理時鐘，避免在晚上九點以後工作，頂多偶爾回覆電子郵件。從前只要體力允許，我往往會工作到半夜二、三點，然而，這樣的作息最終會降低效率。如今，為了大腦的健康，我確實地管理著每天的生活節奏。

睡前的例行公事是為隔天做準備，大部分時間在整理思緒。我會在筆記本上手寫下本週的行程安排，然後在睡前確認當天完成的工作，以鉛筆在該處畫線槓掉。

完成行程的刪除就是我夜間的例行公事。這個過程可讓**我重新確認做完的事，並基於當天的經驗，檢視接下來的行動。**

許多人或許會將「例行公事」視為「需要完成的事」，但我認為它應該是「光是做完就有益處的事」。

在瀑布修行的四十天中，我也切身感覺到了每日的天候、水量、身體狀況、吃的食物都不同。只要持續在相同時間做相同的事，就能察覺到環境和自身的改變。在每天的例行公事中，最重要的是察覺到內在的變化。持續觀察自己有助於大腦活化，最終能讓人生變得更輕鬆。

終章

擁有許多「選項」，能讓大腦持續成長

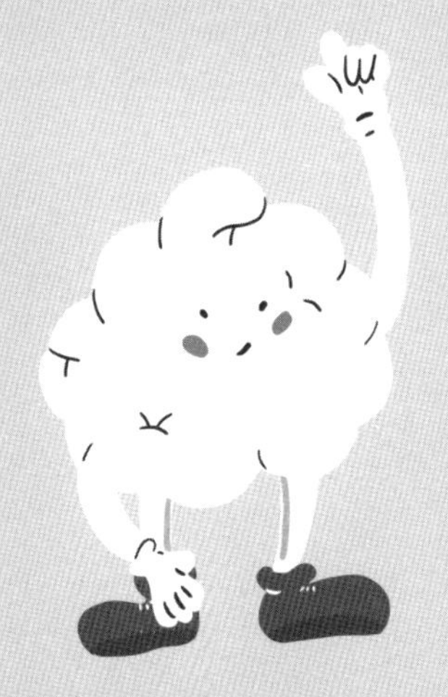

不要親手毀掉未來的可能性

在我三十四歲時，為了進行大腦的研究，決定從工作的醫院辭職，遠赴美國。這對我而言，是底定往後人生去向的重大決斷。

捨棄醫師這個穩定的工作，放棄踏實的收入，隨之而來的是莫大的不安。

儘管如此，我還是為了一直感興趣的大腦研究，毅然前往美國。

啟程之前，前輩曾對我說：「不要毀掉自己的可能性。」我如今也還清楚記得這句話，不時便會想起。

「不要親手毀掉選項，限制自己未來的路。」這是我對它的解讀。

限縮尚不確定的未來選擇，損失可能比捨棄穩定的薪資更大。縱然收入降低，也不要減少自己的未來選項，這對持續成長非常重要。

陷入窘境時，只要好好思考如何從中脫身，便會開啟新的道路。當時的苦惱絕對不會白費，因為大腦會將該經驗當成寶貴的記憶。

看起來像在倒退，實際上反而在成長，也是很常見的事。

擁有多種選項，是人生最大的武器

如同第1章所述，我在重考生時期，因為種種原因而進行了瀑布修行，這個經驗確實地為我的人生帶來了正面的改變。

重考生活邁入第二年的初始，我曾認為那是「人生中最糟的時刻」，而為之苦惱不已。但是，回顧過往便發現，那時的我在精神面有所成長，變得能積極思考自己的將來了。正可說是「困境」使我變得強大。

果然，最重要的是**主動展開行動，改變眼下狀況，看見和之前截然不同的景色。**

雖然最終我能以「困境」為跳板，成功轉換至積極的方向，但是抵達那裡之前的道路絕非坦途。實際上，年輕時的我曾數度毀掉未來選項，替自己的人生踩了煞車。

舉例來說，升上高中之後，為了進入醫學院，我乾脆地放棄了國中時努力練習的田徑。我曾在國中的縣大賽中獲得冠軍，田徑社的顧問老師也對我說過：「你如果在高中繼續練田徑，一定能參加國民體育大賽[1]。」我對自己的田徑實力非常有自信，但是決定報考醫學院之後，我和包含田徑在內的所有運動徹底保持了距離。

然而，如今回想起來，這未必是正確的選擇。運動、鍛鍊身體，並不會阻斷我挑戰醫學院的路，相反地，若可以平衡地使用腦袋和身體，讓大腦受到

1 **國民體育大會**（国民体育大会），是日本每年舉辦一屆的全國性體育賽事。二〇二四年起，改稱國民運動大會（国民スポーツ大会）。

刺激的話，說不定能在學業和運動兩方都取得好成績。但是，當時我的思考方式太過狹隘，結果決定毀掉「運動」這個未來的選項。

限縮選擇只會使自己受苦。高中時期的我囿於考上醫學院的目標，切斷了所有退路，結果把自己逼進死胡同。我想，如果那時能夠保留田徑這個選擇，我就能平衡地在兩條路上前進了。

果然，**多保留幾個可能性比較好**。

固守狹隘的想法，最終只會使自己受苦。擁有許多選項，將成為擺脫「討厭的自己」的最佳武器。

對除了工作之外的三件事保持興趣

厚生勞動省[2]的報告指出，二〇二〇年日本女性的平均壽命達到歷年最高的八十七點七四歲，男性則為八十一點六四歲。其實不用看這個數字也知道，日本女性總是活力充沛。

人們常說，男性退休之後往往就整天待在家裡，突然變得老態龍鍾；而許多家庭主婦即使過了六十歲，也不會冷不防變老。

其理由之一是家庭主婦隨著年紀增長，人生的選項也會變多。孩子長大、丈夫退休，背負的家庭責任減輕，於是能比之前更常外出活動。另一方面，

2 日本中央省廳之一，相當於社會福利部、衛生部及勞動部的綜合體。

長年過著上班族生活的男性在退休後，往往會限縮自己的未來選項。

果然，為了使人生更加充實，持有工作以外的選擇，並且擴充這些選擇，是非常重要的。如果選項的範圍變大，即使退休也能保持活躍，而這亦有助於大腦活化。

我對前來診所診斷大腦影像的中高齡男女之間的差異深感興趣。

女性會因父母其中一方罹患失智症，擔心自己也步上後塵，而前來尋求診斷和今後的建議。仔細聆聽後，我發現她們之所以來診所接受腦部診斷，是因為還有很多想做的事情，希望確認自己的大腦沒有問題，以便能積極地生活。這個理由十分具有建設性。

但是，男性的狀況則不一樣。有不少人是因為最近健忘變得嚴重、凡事提不起勁，才被妻子勸來的。隨著年紀增長，在公司裡的工作種類也受到限制，選擇的幅度愈來愈窄。年屆退休後，他們因為自己除了工作外就沒有「能做的事」而感到意志消沉。這種情況必須被改變。

男性上班族到了五十歲後，包含工作在內的人生選項會逐漸減少。要避免陷入這種狀況，從四十多歲起就積極挑戰與本業無關的事很重要。若只知一味工作，當它消失時，就會一無所有。

除了工作之外，要隨時對兩種以上的領域保持興趣，並實際投入時間參與。

舉例來說，可以試著在週末參加和工作完全無關的志工，或擔任社區幹事，甚至為了將來獨立門戶，重返校園讀書。

若不去接觸和平常不同的事物、增加自己的選項，大腦就只會進行固定的活動。為了避免這種情形，我們要時常對工作以外的事保持興趣。

有值得信賴的對象，大腦會變得健康

人腦會因與他人交流而受到很大的刺激。相反地，若將自己置身於社會性孤立的境地，大腦就容易萎縮。

進一步而言，我發現身邊有值得信賴的對象時，人的記憶力就得以維持並逐漸提升。而當生病時沒有人能求助，或遇到困難時沒有人能依賴，記憶力下降的速度就會加快。

身邊沒有親近的人，等於沒有能刺激大腦的對象，如此一來，其劣化便無法避免。能有人意識到你的存在，並相互扶持，對大腦是非常重要的事。所以，擁有一位感情和睦的伴侶是最好的。即使沒有伴侶，身邊有關係緊密的親友，對大腦的健康也有很大幫助。

孤立的高齡者認知功能容易減低，罹患失智症的風險增加，健康壽命則縮短。**人作為社會性動物進化至今，若不採取社會性行動，大腦便會逐漸退化。**

對於被依賴的一方來說，有人依賴你，也會給予大腦好的刺激。感覺到自己在支持著某人，會讓大腦受到刺激，有助於提升記憶力。因此，在從事義工或志工活動，與人來往時，往往能獲得新的創意或變得更有朝氣。

或許有時會懶得與人相處，**但是少了與他人的互動，大腦便無法成長。**

為了發展大腦，請重視與人交流，避免處於社會性孤立的境地。

每天將玄關的鞋子擺整齊

不運動的話，身心一定會出現問題。特別值得留意的負面影響是，這可能會引發奇怪的妄想。情況一旦在不知不覺間惡化，人受其擺布，甚至可能導致殺人或其他犯罪，所以必須注意。

妄想容易在缺乏現實感的繭居生活中產生。如果能頻繁外出運動，就不容易陷入這個狀態，因為人能夠透過使用身體，讓大腦發揮思考的功能。**如果停止活動和聆聽，不再使用五感，大腦便可能開始失控。**

為了避免這種事發生，我的第一個建議是要每天將玄關的鞋子擺整齊。

玄關骯髒、鞋子雜亂，反映著家人的活動狀態。將鞋子擺整齊的動作，不僅涉及視覺類和運動類，還會使用到記憶類的大腦分區。

下一個建議已提過多次，要外出走到身體疲累為止。走路不會對身體造成負擔，健康的人都能輕鬆實踐。

散步時，採用「間歇訓練」的方法會更好。具體而言，就是設定一定的距離，先加速快走，然後停下來休息，並反覆這個過程。也可以重複「快走、慢走、快走、慢走」的節奏。

只要外出呼吸新鮮空氣，眺望隨著步伐前進而變換的景色，大腦自然就會愈來愈有活力。請盡情享受這種快感。

讓人生變輕鬆的十五個金句

1

大腦因自肅生活而學會節能化，運作受到限制而大幅劣化。想重拾健康大腦，必須刻意採取能活化其運作的行動。

2

「即使有煩惱，也不用煩惱」。乍看之下，這句話似乎前後矛盾，但這就是對待大腦製造的煩惱的正確想法。

3

從現在開始「伏地挺身」和「撿路上的垃圾」的話，不僅會為社會帶來變化，也有可能使自己的大腦大幅成長。

4

只是在房間內左右轉動眼球也好，請姑且活動自己的身體。光是這麼做，就會產生幹勁。

5

若問我消除「做不到」感覺的日常大腦練習法，或許有些唐突，不過建議各位嘗試煎煎餅。

6

感覺內心煩悶不暢快時，為了能立刻客觀分析原因，我會對自己拋出問題。

「為什麼如此認為？」

「可能的原因為何？」

「為了排除這種情緒，必須做什麼？」

7

大腦的每個分區成長方式都不同，發育和發展狀態也因人而天差地遠。即使對某人而言是簡單的事，在別人眼中也可能非常困難。

8

人在進行「決定」這個行為時，未必會集中使用思考類大腦分區，而是傾向於使用自己的大腦中最強的地方。

9

要開啟左腦的感情類大腦開關，可以心想「只能焦躁五分鐘」，故意讓情緒顯露。五分鐘後關閉開關，一口氣平靜下來。

10

太過在意對方的人，請更在乎自己一些。
開始對自己感興趣之後，應該就不會太介意身邊的人了。

11

練習書法，會使用平常不用的毛筆寫字。
做不習慣的事，對大腦而言意謂著刺激。

12

在每天的例行公事中，最重要的是察覺內在的變化。
持續觀察自己有助於大腦活化，最終能讓人生變得更輕鬆。

13

果然，多保留幾個可能性比較好。

14

或許有時會懶得與人相處，但是少了與他人的互動，大腦便無法成長。

15

只要外出呼吸新鮮空氣，眺望隨著步伐前進而變換的景色，大腦自然就會愈來愈有活力。請盡情享受這種快感。

後記

「想要消除煩惱，讓人生變得輕鬆！」

如此心想並拿起本書時，你已經踏出了「讓人生變得輕鬆的第一步」。

太過痛苦、煩惱，就會在同一個大腦迴路原地打轉，無法成長，成為大腦的「壞習慣」。

覺得「不想動」、「懶得見人」、「好鬱卒」的話，代表狀態亮著黃燈。這種時候，請試著使用在本書中學到的活動大腦的方法。實際作為之後，大腦一定能活躍起來，擺脫煩惱。

只要閱讀本書，你便已踏上了獲得新資訊並付諸行動的道路。

接下來，請從書中內容獲得啟發，展開「讓人生變得輕鬆」的行動。

能成為大腦練習契機的事，不一定需要刻意去做。舉例來說，我們的夢境中，也隱藏著重大的啟示。

有次，我的家人告訴我「你說夢話時用的是英語耶」。我起初嗤之以鼻，結果幾天後，卻做了在外國人面前說英語的夢。實際上，我當時預定在幾個月後出席巴黎的學術會議，那個會議將有許多外籍研究者出席。原來，在日本生活的我，在夢中鍛鍊了「以英語說話的大腦分區」。

像這樣，大腦練習能夠隨時隨地，甚至在夢中開始。

如果做了夢，請馬上在筆記本寫下夢境的內容。

期待未來，滿心雀躍地過生活，這件事本身就是大腦練習。

加藤俊德

擺脫廢柴人生的大腦伸展術

作　　者　加藤俊德 Toshinori Kato
譯　　者　張智淵
責任編輯　杜芳琪 Sana Tu
責任行銷　鄧雅云 Elsa Deng
封面裝幀　Dinner Illustration
版面構成　黃靖芳 Jing Huang
校　　對　葉怡慧 Carol Yeh

發 行 人　林隆奮 Frank Lin
社　　長　蘇國林 Green Su

總 編 輯　葉怡慧 Carol Yeh
日文主編　許世璇 Kylie Hsu
行銷經理　朱韻淑 Vina Ju
業務處長　吳宗庭 Tim Wu
業務專員　鍾依娟 Irina Chung
業務秘書　陳曉琪 Angel Chen
　　　　　莊皓雯 Gia Chuang

發行公司　悅知文化　精誠資訊股份有限公司
地　　址　105台北市松山區復興北路99號12樓
專　　線　(02) 2719-8811
傳　　真　(02) 2719-7980
網　　址　http://www.delightpress.com.tw
客服信箱　cs@delightpress.com.tw
I S B N　978-626-7537-36-7
建議售價　新台幣360元
首版一刷　2024年11月

國家圖書館出版品預行編目資料

擺脫廢柴人生的大腦伸展術／加藤俊德作；張智淵譯. -- 首版. -- 臺北市：悅知文化精誠資訊股份有限公司，2024.11
256面；12.8×19公分
ISBN 978-626-7537-36-7(平裝)
1.CST: 健腦法
411.19　　113014984

建議分類｜心理勵志

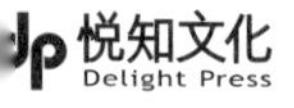

線上讀者問卷 TAKE OUR ONLINE READER SURVEY

苦惱絕對不會白費，因為大腦會將該經驗當成寶貴的記憶。

——————《擺脫廢柴人生的大腦伸展術》

請拿出手機掃描以下QRcode或輸入以下網址，即可連結讀者問卷。
關於這本書的任何閱讀心得或建議，歡迎與我們分享 ︶

https://bit.ly/3ioQ55B

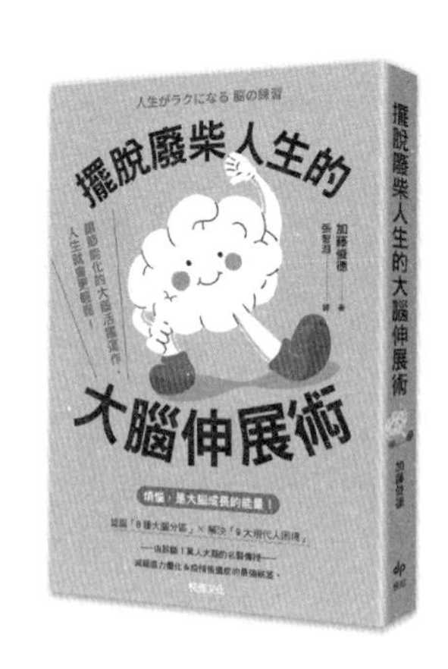